Schauer:
Mikronährstoffe im Sport

Markus Schauer

Mikronährstoffe im Sport

VdÄ | VERLAGSHAUS DER ÄRZTE

1. Auflage 2020

ISBN 978-3-99052-211-0

Umschlag: Grafikbüro Lisa Hahsler, 2232 Deutsch-Wagram
Umschlagfoto: Michal Sanca (Shutterstock)
Satz: Gerhard Gauster Werbeagentur, Printconsulting, Druckmanagement, 8020 Graz
Covermutation Sonderausgabe Biogena: Grafik: Pia Pürzelmayer, Foto: Shutterstock
Projektbetreuung: Hagen Schaub
Druck & Bindung: 2imPress s.r.o., 83104 Bratislava

Printed in Slovakia

Die diesem Buch zugrunde liegenden Inhalte unterliegen einem laufenden Wandel.
Bitte beachten Sie daher, dass die hier wiedergegebenen Informationen dem Kenntnisstand vor Drucklegung entsprechen. Für die Richtigkeit der Angaben kann vom Autor und Verlag keine Gewähr übernommen werden.
Geschützte Warennamen (Warenzeichen) werden im Buch nicht besonders kenntlich gemacht. Aus dem Fehlen eines solchen Hinweises kann aber nicht geschlossen werden, dass es sich um einen freien Warennamen handelt.
Aus Gründen der leichteren Lesbarkeit – vor allem in Hinblick auf die Vermeidung einer ausufernden Verwendung von Pronomen – haben wir uns dazu entschlossen, alle geschlechtsbezogenen Wörter nur in eingeschlechtlicher Form – der deutschen Sprache gemäß zumeist die männliche – zu verwenden. Selbstredend gelten alle Bezeichnungen gleichwertig für Frauen.

Einleitung

Nur ein optimal funktionierender Stoffwechsel gewährleistet die Aufrechterhaltung unseres inneren Gesundheitssystems. Mikronährstoffe spielen dabei eine zentrale Rolle. Sie dienen der Leistungsoptimierung und ermöglichen durch Verletzungsprophylaxe die Erhaltung der Trainingskontinuität.

Sportliche Aktivitäten, insbesondere sehr hohe Intensitäten, setzen unseren Stoffwechsel harten Belastungsproben aus. Auch das Immunsystem wird extremst gefordert. Dies ist auch häufig der Grund, weshalb im Anschluss an sportliche Belastungen die Infektanfälligkeit deutlich erhöht ist (open window effect). Es entsteht eine biphasische Leukozytose, die etwa eineinhalb Stunden nach dem Ende der sportlichen Belastung ihren Höhepunkt findet. Die Regenerationszeit bzw. adäquate Anpassung an eine neue Belastung kann danach Tage andauern, vor allem, wenn der Nährstoffstatus nicht optimal ist.

In diesem Zeitfenster sollte darauf geachtet werden, möglichst wenig industriell verarbeitete Lebensmittel zu konsumieren, zudem ist eine individuell angepasste Mikronährstoffsupplementierung auf Basis einer vorangegangenen Analyse anzuraten, da der Mikronährstoffbedarf durch Aktivitäten sowohl im Leistungs- als auch Breitensport deutlich erhöht ist. Zahlreiche Studien konnten dies in den letzten Jahren auch wissenschaftlich belegen.

In diesem Buch wird ein allgemeiner Überblick zu Mikronährstoffen gegeben. Zudem wird in den Kapiteln „Stoffwechselanpassung beim Sport“ und „Übersäuerung und Regeneration“ der Einfluss von Mikronährstoffen verdeutlicht. Neben der Erläuterung der wichtigen Nährstoffe beim Training und der Ernährungsoptimierung wird auch auf die Zellorganellen „Mitochondrien“ und deren Funktionen im Körper genauer eingegangen. Anschließend werden die zur Energiegewinnung notwendigen Mikronährstoffe genauer betrachtet – hier werden Wirkungsweise, empfohlene Tagesdosis und mögliche Mangelerscheinungen der einzelnen Mikronährstoffe aufgezeigt. Darauffolgend wird auf Sportverletzungen und Operationen sowie Laboruntersuchungen näher eingegangen. Zum Schluss werden noch besondere Hinweise zur individuellen Supplementierung von Mikronährstoffen gegeben.

Inhalt

1. Was sind Mikronährstoffe und welche Aufgaben erfüllen sie?

Der weitläufige Begriff „Mikronährstoffe“ umfasst die Kategorien Vitamine, Spurenelemente, Mineralien, Amino- und essenzielle Fettsäuren. Mikronährstoffe sind keine Energieträger, dienen jedoch als Katalysator und Bauelemente für viele biologische Stoffwechselprozesse.
Ein Mangel an Mikronährstoffen kann einige negative Folgen mit sich bringen. Eine ausgewogene Ernährung ist ein guter Grundsatz, um einem Mikronährstoffmangel vorzubeugen.
Mikronährstoffe haben einen wesentlichen Einfluss auf physiologische und metabolische Veränderungen im Körper und spielen in der Gesundheitsprävention eine wichtige Rolle. Sie werden vom Menschen nicht synthetisiert und sind biologisch essenziell.
Vitamine werden in die Sparten wasserlöslich und fettlöslich eingeteilt. Zu den wasserlöslichen Vitaminen gehören die Vitamine B, C und E; zu den fettlöslichen Vitaminen werden die Vitamine A, D, E und K gezählt.
Mineralstoffe sind für den Menschen lebensnotwendig. Magnesium, Calcium, Kalium, Phosphor und Natrium sind essenzielle Mineralstoffe. Mineralstoffe werden Spurenelemente genannt, wenn sie weniger als 0,01 % des Körpergewichts ausmachen.
Spurenelemente kommen im menschlichen Gewebe nur in geringen Mengen vor, sind aber für verschiedene physiologische Funktionen unverzichtbar. Wichtige Spurenelemente sind Eisen, Jod, Kupfer, Zink, Selen, Mangan, Chrom, Molybdän und Fluor.
Spurenelemente sind als Bestandteil von Hormonen und Enzymen an wesentlichen zellulären Funktionen, Stoffwechselreaktionen und an der Immunabwehr beteiligt.

2. Stoffwechselanpassung beim Sport

Sportler benötigen nicht nur die energieliefernden Makronährstoffe, sondern vor allem Mikronährstoffe, die als Katalysatoren des Stoffwechsels dienen.

Katabole Prozesse

Sportler verlieren durch den erhöhten Energieumsatz zum Teil erhebliche Mengen an Elektrolyten, vor allem Natrium und Spurenelemente. Bereits breitensportliche Belastungen mit einer Schweißproduktion von etwa einem Liter pro Stunde führen zu merklichen Verlusten an Jod, Kupfer, Zink und Eisen. Nach einem intensiven Training oder Wettkämpfen kann es auch noch nach Tagen zu einer vermehrten Elektrolytausscheidung kommen. Durch die gesteigerte Glukoseoxidation (ATP-Gewinnung) sind daher idealerweise alle Vitamine und Spurenelemente zuzuführen, die im Citratzyklus zum Einsatz kommen. Dies sind vor allem B-Vitamine, Magnesium, Zink, Selen, Coenzym Q10, Chrom, Kupfer, Mangan und L-Carnitin.

Anabole Prozesse

Muskelaufbau und Speicherung von Muskelglykogen sowie die Regulation der Herzmuskelfunktion, die Muskelkontraktion, die Nervenreizleitung, die Koordination und auch der Säure-Basen-Haushalt werden durch die optimale Mikronährstoffzufuhr geregelt. Auch hier kann durch erhöhte Schweißverluste und Essstörungen schnell ein Mangel entstehen. Außerdem erfordert der durch den Sport erhöhte oxidative Stress eine vermehrte Zufuhr an Antioxidantien wie zum Beispiel Vitamin C und Vitamin E.

3. Übersäuerung & Regeneration

Calcium, Magnesium, Zink und Mangan sind essentielle Stoffe zur Sicherung einer ausgewogenen Kombination basischer Mineralsalze, um dem Verlust (durch Schwitzen) aufgrund des erhöhten Bedarfs entgegenzuwirken und den Säure-Basen-Haushalt auszubalancieren.

Magnesium wird verabreicht, um die Krampfbildung zu vermindern und den Muskeltonus allgemein zu senken.

Geeignete basische Mineralstoffe bei einer metabolischen Azidose sind

- Na-Bicarbonat,
- Kaliumcitrat,
- Magnesiumcitrat,
- Calciumcitrat.

Rezente Studien zu Bicarbonatsupplementierung zeigen, dass eine Säurepufferung für anaerob-laktazide und Intervallsportarten deutliche Leistungsverbesserungen bringen.

Auswirkungen (mode of action) einer Übersäuerung

Verschiedene physiologische Auswirkungen einer Übersäuerung führen zu einer Übersäuerung der beanspruchten Muskulatur:

- Die Funktionsfähigkeit von wichtigen Enzymen in der Energiegewinnung wird eingeschränkt.
- Störungen im Transport und bei der Bindung von Calcium können auftreten.
- Die Aktin-Myosin-Interaktion (Muskelfaser) kann behindert werden.

Folgen

Die Phosphofruktokinase ist ein limitierendes Enzym, das eine zentrale Rolle in der Glykolyse spielt. Wird dieses entscheidende Enzym durch eine Übersäuerung an der Energiegewinnung gehindert, kommt es zwangsläufig zu einer vorzeitigen Ermüdung. Ein hoher Laktatwert im Muskel zwingt zu einer Verminderung der Belastungsintensität und es kommt zu einer Abbruchreaktion der folgenden Belastung.

Der Organismus kann durch ein gutes Puffersystem einer Übersäuerung vorbeugen. Um dieses System zu optimieren, kann durch die Gabe von puffernden Verbindungen wie etwa Bicarbonat dem Übersäuern entgegengewirkt und eine verbesserte Leistungsfähigkeit bzw. ein verbesserter Umgang mit der hohen Laktatkonzentration (Laktattoleranz) gewährleistet werden. Die Puffer bauen eine Laktaterhöhung schneller ab. Dadurch ist der Körper in der Lage, länger hochintensive Leistungen zu halten.

Zur Ermittlung des genauen Wirkmechanismus von Bicarbonat im Sport sind allerdings noch weitere Studien nötig.

„Soda loading" im Training und vor Wettkämpfen

Die aktuelle Datenlage zeigt zwei Möglichkeiten einer sinnvollen Bicarbonatgabe auf: Einmalig, man spricht dabei auch von **akut,** meist ca. 60 bis 90 Minuten vor einer Belastung (0,5 g/kg Körpergewicht 90 min). Oder **chronisch** über einen Zeitraum von sechs Tagen (0,5 g/kg/KG täglich) in jeweils vier Einzeldosen.

Beide Einnahmeformen zeigten laut Studien infolge gestiegener Bicarbonatlevel eine signifikante Leistungssteigerung um 1,2 bis 2 kJ.

Praktische Anwendung

Aus zwei Gründen empfiehlt sich die Einnahme eines Bicarbonats über mehrere Tage vor einem Wettkampf:

- Einerseits ist eine verbesserte Verträglichkeit des Bicarbonats gegeben, wenn die Tagesdosis in vier Einheiten aufgeteilt wird.
- Andererseits konnte bei mehrtägiger Einnahme eine verbesserte Wirksamkeit auch noch zwei Tage nach Beendigung eines Wettkampfes nachgewiesen werden. Dies deutet darauf hin, dass unser Körper in der Lage ist, das zusätzliche Pufferangebot zu speichern.

Bei mehreren Wettkämpfen in Folge kann folgender Rhythmus beibehalten werden: sechs Einnahmetage, zwei Tage aussetzen und danach wieder starten. Der Einnahmezeitpunkt an den einzelnen Tagen ist variabel, je nach Gefühl (viermal täglich). Aktuell gibt es keine Evidenz für eine generelle Empfehlung über einen längeren Zeitraum. Daher werden aus Gesundheitsgründen maximal sechs bis sieben Einnahmezyklen im Jahr empfohlen. Die Ernährungsempfehlungen der Sportverbände beziehen sich dabei aber nicht auf die Natriumzufuhr, sondern auf Salz.

Dazu ein Hinweis: Kochsalz ist chemisch betrachtet Natriumchlorid (NaCl) und besteht aus Natrium (Na) und Chlor (Cl). Der Natriumanteil beträgt 40 %. Wenn man also von rund 2–3 g Salz pro l Flüssigkeit als Empfehlung für Sportler spricht, entspricht das genau genommen 0,8–1,2 g an reinem Natrium.

Häufig werden auf Lebensmittelverpackungen zwei Angaben gemacht: die Zutatenliste und die Nährwertkennzeichnung. Bei den Zutaten wird in den meisten Fällen Salz und nicht Natrium angegeben, in der Nährwertkennzeichnung wird jedoch häufig Natrium aufgelistet und Salz nicht erwähnt. Dies kann zu Verwirrung führen.

4. Wichtige Mikronährstoffe im Training

Zur Unterstützung des Energiestoffwechsels von Sportlern dienen vor allem die B-Vitamine, welche auch die mentale Stärke optimieren.

Zur Kompensation des oxidativen Stresses und ebenfalls für den Energiestoffwechsel benötigen wir Coenzym Q10 sowie L-Carnitin zur verbesserten Fettverbrennung, was vor allem im Ausdauersport von Vorteil ist.

Kreatin ist während der Muskelaufbauphasen von großer Bedeutung.

Eine individuelle Optimierung der passiven Strukturen der Gelenke kann den Knochenstoffwechsel unterstützen und vor allem verletzungsvorbeugend wirken. MSM (Methylsulfonylmethan), Calcium, Magnesium, Vitamin C, Vitamin K_2 (K_2-MK7 all-trans hat die höchste Bioverfügbarkeit), Chondroitin, Glucosamin sowie Vitamin D unterstützen den Bereich der passiven Strukturen am besten.

Wichtige Mikronährstoffe …	
für die muskuläre Leistungsfähigkeit	Magnesium Calcium Natrium Kalium Coenzym Q10
für ein gut funktionierendes Immunsystem	Zink Selen Kupfer Vitamin D Vitamin E Vitamin C
zur mitochondrialen Energieproduktion	Biotin Magnesium Vitamin B_1 Vitamin B_2 Vitamin B_3 Vitamin B_6 Vitamin B_{12}
für die körpereigene Bildung von Carnitin	Vitamin B_3 Vitamin B_6 Vitamin C Eisen Methionin (Aminosäure) Lysin (Aminosäure)

5. Die drei Phasen der Ernährungsoptimierung

Eine Optimierung der Ernährung für Aktive und Leistungsorientierte sollte drei Phasen umfassen:

1. Vollwertige Basisernährung
   Je nach individueller persönlicher Vorliebe gemüse- und rohkostbetont.
2. Mikronährstoffanalyse mit anschließender individueller Ergänzung
   Vollblutanalyse: Vitamine, Mineralien, Spurenelemente, Omega-3-Fettsäuren, Aminosäuren.
3. Zusätzliche gezielte individuelle Supplementation
   Zu denken ist etwa an Kreatin, β-Alanin, Koffein, Arginin, BCAA (Branched-Chain Amino Acids; es handelt sich dabei um die proteinogenen Aminosäuren Valin, Leucin und Isoleucin), Astaxanthin, D-Ribose, Ubiquinol, Rhodiola.

Einnahme von Mikronährstoffen in der Praxis

Multivitaminmineralpräparate dienen als Basisversorgung, um die körperliche Aktivität zu unterstützen.

Die Basisversorgung zu den Mahlzeiten ist je nach Trainingsplanung, Vorbereitung, Aufbau oder Wettkampfphase allerdings unterschiedlich zu betrachten.

In der Wettkampfphase etwa gilt es, die Leistung abzurufen und das Immunsystem zu stabilisieren. In dieser Phase sollte die Supplementation zum Essen als Basisversorgung beibehalten werden. Zusätzlich sollten nach dem Wettkampf Antioxidantien zugeführt werden, um das Immunsystem zu stützen.

Mikronährstoffanalyse via Blutabnahme

Heutzutage wird meist so vorgegangen, dass nach der Blutentnahme mit anschließender Zentrifugation die Blutzellen verworfen werden und die Mikronährstoffbestimmung ausschließlich aus dem Plasma/Serum erfolgt. Dabei muss jedoch berücksichtigt werden, dass 90 % des Kaliums, 70 % des Magnesiums, 99 % des Eisens, 90 % des Zinks und 65 % des Selens in den Blutzellen enthalten sind. Somit wird der überwiegende Anteil dieser Elemente im Blut bei der alleinigen Serumanalyse nicht berücksichtigt. Blutzellen, die größtenteils aus dem sehr stoffwechselaktiven Knochenmark stammen, wären wahrscheinlich geeignetere Parameter, um die aktuelle Stoffwechsellage eines solchen Elementes zu bestimmen. Außerdem spielen sich die wesentlichen biochemischen Funktionen der Mineralstoffe und Spurenelemente auf zellulärer Ebene ab und normale Serumwerte schließen zelluläre Defizite nicht aus.

Die Konzentrationen der Spurenelemente und Mineralstoffe, die überwiegend erythrozytär gebunden sind und somit in Abhängigkeit zur erythrozytären Zellmasse stehen, weisen erhebliche Schwankungen auf. Eine Hämokonzentration (Anstieg des Hämatokrits) führt zu einem Anstieg der intrazellulären Elemente, während bei extrazellulären Elementen wie Natrium und Calcium erniedrigte Untersuchungsergebnisse zu erwarten sind. Bei verringerter erythrozytärer Zellmasse bzw. Anämie zeigt sich eine inverse Korrelation.

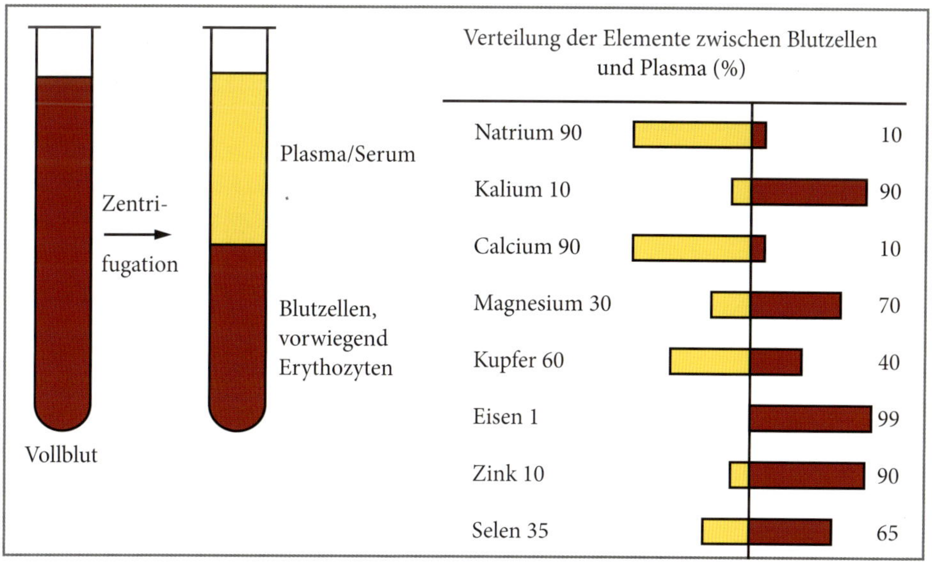

Verteilung von Mineralstoffen und Spurenelementen zwischen Blutzellen und Plasma (nach Bayer & Schmid 2019)

Anhand der Ergebnisse der Mikronährstoffanalyse aus dem Vollblut kann festgestellt werden, ob und wenn ja wie stark ein Nährstoffmangel vorliegt. Sofern eine Unterversorgung nachgewiesen wird, ist eine Supplementation mit Mikronährstoffen sinnvoll. Allerdings muss die Dosierung individuell auf jede einzelne Person abgestimmt werden.

6. Mitochondrien

Die Mitochondrien sind Zellorganellen und werden auch als die Kraftwerke der Zellen bezeichnet. Sie sind von zentraler Bedeutung für die Energiebildung in der Zelle. Deswegen haben Organe und Zellverbände mit einem höheren Energiebedarf, wie z.B. der Herzmuskel, auch mehr Mitochondrien. Die meisten Organe besitzen ca. 800 bis 2.000/6.000 Mitochondrien pro Zelle. Im Zentrum der Stoffwechselwege in den Mitochondrien steht die Atmungskette, die für die Energiebildung (= ATP-Synthese) zuständig ist. Die Atmungskette besteht aus vier Enzymkomplexen. In einem fünften Enzymkomplex wird danach das Endprodukt der Energiegewinnung – das Molekül Adenosintriphosphat (ATP) – gebildet.

Die Bildung von Biomolekülen, die Muskelkontraktion, der Stofftransport durch die Biomembranen, die Aufrechterhaltung des osmotischen Gleichgewichtes u.v.m. sind **energieverbrauchend**. Täglich verbrauchen Frauen ca. 67 kg ATP und Männer ca. 87 kg ATP.

Viele Stoffwechselwege laufen gänzlich oder teilweise in den Mitochondrien ab: der Citratzyklus, die Betaoxidation der Fettsäuren, der Abbau von Aminosäuren, die Bildung von Harnstoff, der Beginn der Steroidhormonsynthese, die Blutzuckerneubildung und vieles mehr. Wesentlich ist dabei die ATP-Synthese. Sie verbraucht über 90 % des zellulären Sauerstoffes. Dadurch entsteht eine sehr hohe Anzahl an Sauerstoffradikalen, die wiederum entgiftet werden müssen, da diese sonst die eigene DNA angreifen und zerstören könnten. Die mitochondriale DNA ist besonders anfällig gegenüber Schäden durch freie Radikale. Mitochondrien können auch noch durch viele weitere Einflüsse geschädigt werden, Umweltgifte, Medikamente und Stress sind nur einige Faktoren. Auch mit zunehmendem Alter kommt es zu einer Funktionseinbuße der Mitochondrien (Mitochondriopathie).

Aufgrund der enormen Wichtigkeit der Mitochondrien im Energiestoffwechsel kann man sich gut vorstellen, dass eine mitochondriale Dysfunktion schnell zu einem Energiemangel führen kann, der Erschöpfung und geringe Belastbarkeit zur Folge hat, und zwar sowohl körperlich als auch psychisch.

Deshalb sollte man sich bei jedem Erschöpfungszustand zunächst die Frage stellen, ob ausreichend Energie im Organismus zur Verfügung steht bzw. genügend Energie gebildet werden kann.

Sind zu wenige Mikronährstoffe für alle Stoffwechselwege vorhanden, kommt es relativ schnell zu einer Beeinträchtigung der Mitochondrienfunktion.

Bildung von Baumaterial und Entsorgung in den Mitochondrien

Wie schon beim Citratzyklus erwähnt, bilden Mitochondrien aus den dort vorkommenden Säuren Aminosäuren, die für den Aufbau von Mitochondrienproteinen (z.B. Enzyme für die Atmungskette) benötigt werden. Außerdem werden die Aminosäuren aus der Zelle heraustransportiert, um dort für die Proteinbildung zur Verfügung zu stehen. Auch eine Form der Fettsäurebildung läuft in den Mitochondrien ab (braucht Vitamin B_3), die Auswirkungen auf die Atmungskette hat. Funktioniert die Fettsäuresynthese nicht, kann die Atmungskette nicht ordnungsgemäß ablaufen. Auch die Bildung von Häm, der als Zentralbestandteil des Hämoglobins (und anderer wichtiger Stoffe) für den Sauerstofftransport im Blut von Bedeutung ist, läuft in den Mitochondrien ab. Diese Synthese wird zum größten Teil im Intermembranraum der Mitochondrien abgewickelt und verbraucht Eisen, Vitamin B_6 und B_2, Zink, die Aminosäure Glycin und eine Säure aus dem Citratzyklus. Zusätzlich sind die Mitochondrien in den entsprechenden hormonbildenden Geweben mitverantwortlich für die Produktion von Steroidhormonen. Sie sind der Ort des Startpunktes der Bildung aus Cholesterin (benötigt Vitamin B_3 und Sauerstoff) und des Endpunktes bei der Bildung des Stresshormons Cortisol und des Aldosterons („Dursthormon"), das in den Flüssigkeitshaushalt eingreift. Genau das Gleiche gilt für die Entsorgungsfunktion, die die Mitochondrien für sich und die Zelle erledigen: Der Abbau von giftigem Ammoniak zu harmlosem Harnstoff läuft zum Teil in den Mitochondrien ab. Dabei wird ATP verbraucht und Mangan muss als Cofaktor vorliegen, damit der Zyklus reibungslos abläuft. Alle diese Bildungs- und Entsorgungswege sind davon abhängig, dass intakte Mitochondrien vorliegen. Ist dem nicht so, sind alle diese Stoffe und ihre Funktionen im Körper beeinträchtigt.

Schutzsystem der Mitochondrien

Durch die Abläufe der Atmungskette entstehen natürlicherweise in den Mitochondrien Sauerstoffradikale (ROS). Je mehr Energie in Form von ATP gebildet wird, desto mehr ROS liegen vor. Gleichzeitig sind die Mitochondrien hoch empfindlich für solche Radikale. Daher gibt es ein gut funktionierendes Schutzsystem gegen ROS: Die Enzyme Superoxiddismutase (SOD) 1, 2 und 3 (SOD 2 braucht Mangan, SOD 1 und 3 je Zink und Kupfer), Katalase (braucht Eisen) und Glutathionperoxidase (GSH Px, braucht Selen) verarbeiten aggressive ROS zu völlig ungefährlichem Wasser. Dadurch schützen sie die Mitochondrien und alles, was sich in ihnen befindet. Gibt es zu viele ROS, werden die Mitochondrien geschädigt und die ATP-Bildung nimmt ab. Ein Mangel an Zink, Kupfer, Eisen, Selen und/oder Mangan führt ebenso zu Mitochondrienschäden und Energiemangel. Die Glutathionperoxidase (GSH Px) ist ebenfalls aktiv gegen ROS. Für ihre Arbeit braucht sie neben Selen auch Glutathion (GSH). Glücklicherweise kann der Körper Glutathion selbst bilden. Dafür braucht er bestimmte Aminosäuren (Cystein, Glutamin und Glycin), Magnesium und Energie. Wenn das Energielevel durch Mitochondrienschäden schon abgesunken ist, dann wird auch die GSH-Bildung geringer – ein Teufelskreis beginnt: Die Mitochondrien entwickeln sich dann sozusagen zu Radikalkanonen, die Schäden nehmen immer mehr zu und die Energie nimmt immer mehr ab. Müdigkeit, Erschöpfung und Krankheiten entstehen. Verbrauchtes (oxidiertes) GSH kann vom Körper recycelt werden. Das Enzym dafür ist die Glutathionreduktase. Sie braucht die Vitamine B_2 und B_3 sowie eine gute Versorgung mit natürlichem Vitamin E und C für ihre Arbeit. Zahlreiche Medikamente verbrauchen im Entgiftungsprozess in der Leber GSH (z.B. Schmerzmittel, die rezeptfrei zu erwerben sind). Die unkontrollierte freie Verfügbarkeit von schmerz- und fiebersenkenden Mitteln ist damit auch ein Wegbereiter für Mitochondrienschäden.

Noch mehr Stress für die Mitochondrien

Stickstoffmonoxid NO wird von allen Zellen im Körper gebildet und hat sehr viele Wirkungen im gesamten Organismus. Die Funktionen von NO sind vielschichtig. Es dient zur Vasokonstriktion von Arterien und Bronchien und ermöglicht die Relaxation des Darms nach einer Konstruktion. Weiters hat NO eine wichtige Aufgabe als Signalgeber und spielt als Bestandteil der Blutgerinnung und für das Nervenwachstum sowie die Nervenreifung eine wichtige Rolle. Es zerstört als Teil des Immunsystems Bakterien, Pilze und Parasiten. Kommt es jedoch in zu großen Mengen im Körper vor, kann es Schäden anrichten. NO reagiert sehr schnell mit Eisen, Selen, Kupfer, Mangan, Kobalt und Molybdän. Diese Spurenelemente sind sehr wichtige Cofaktoren für Enzyme. Ist der NO-Anteil im Körper zu hoch, resultiert daraus eine Enzymhemmung vor allem im Bereich der mitochondrialen Enzyme. Die Atmungskette und damit die Energiegewinnung wird unmöglich. Ein zu hoher NO-Status im Körper führt zu einer geringeren Energieproduktion im gesamten System (Körper und Geist). Rasche Erschöpfung, Muskelschwäche, hoher Schlafbedarf, der aber nicht zur gewünschten Regeneration führt, sind typische Folgeerscheinungen. Vor allem die Kombination von NO und ROS ist fatal, da es in diesem Fall zur Entstehung von einem Superradikal „Peroxynitrit" kommt. Dies greift alle Enzyme und Proteine im Körper an und hat damit Auswirkungen auf alle Vorgänge im System Mensch. Hormonsystem, Nervensystem, Immunsystem – alle sind betroffen.

Glutathiontransferase und SOD sind Enzyme, die vom Peroxynitritüberschuss betroffen sind. Dies bedeutet, dass somit auch der körpereigene Schutz vor ROS verloren geht und ein Teufelskreislauf beginnt. Weitere Folgen sind ein verschlechterter Abbau von Cholesterin, eine behinderte Hämoglobinbildung und eine gestörte Synthese von Hormonen. Außerdem werden Entzündungen gefördert u.v.m. Eine sogenannte sekundäre Mitochondriopathie entsteht.

Wichtig:

Vitamin B_{12} hat die Fähigkeit, als Fänger von erhöhtem NO zu dienen. Ist der NO-Wert sehr hoch, kann daher ein Vitamin-B_{12}-Mangel vorliegen. Die Einnahme von 2.000 µg täglich ist dann zu empfehlen. Vitamin B_{12} hat auch in diesen Dosierungen keine Nebenwirkungen.

Die Ursachen von nitrosativem Stress sind (laut Bodo Kuklinksi) sehr vielfältig:

- Vererbung,
- Gifte (Gewerbegifte, Lösungsmittel, nitrose Gase, halogenierte Kohlenwasserstoffe, Biocide [Insekti-, Herbi-, Mykocide], Rauschgifte, Raumluftschadstoffe [Formaldehyd, Benzaldehyde, Benzole u.a.], Nanopartikel [z.B. Toneraerosole]),

- Schwermetalle,
- Sauerstoffmangel,
- Infektionen,
- Impfungen,
- Desensibilisierungen,
- chronischer Stress,
- exzessive physische Belastungen,
- chronische Entzündungen,
- Parodontose,
- chronisch-obstruktive Bronchitis (COPD),
- Bauchspeck,
- Genickinstabilitäten,
- nitratreiche Nahrungsmittel,
- Grillen,
- kohlenhydrat- und zuckerreiche Kost,
- Bestrahlung,
- vitamin-, spurenelementarme Ernährungsweisen,
- vegetarische Kost,
- Rauchen und Alkohol,
- Medikamente (wie ACE-Hemmer, AT2-Blocker, Calciumantagonisten, β-Blocker, Anarrhythmika, Antidepressiva, Statine und Fibrate, ASS, Chemotherapeutika, Melormin, Paracetamol, Potenzmittel, Diclofenac und Indometazin (NSAR), Insulinsensitizer, Protonenpumpenhemmer, Antibiotika, Antiepileptika, Nitrate, Immunsuppressiva, Parkinsonmittel, Virustatika),
- Älterwerden (sehr lebensgefährlich!).

Zusammenfassung:
Jede Bewegung verbraucht Energie. Die Zellerneuerung, die Aufrechterhaltung der Homöodynamik unseres Körpers benötigen Energie, insbesondere unser Gehirn ist auf eine ständige ATP-Produktion angewiesen. Voraussetzung jedoch ist der regelmäßige Nachschub an Mikronährstoffen, damit die kontinuierliche ATP-Neubildung gewährleistet werden kann. ATP wird bei der Glykolyse, der oxidativen Decarboxylierung und im Citratzyklus produziert. Es entstehen auch Reduktionsäquivalente wie NADH. Bei der oxidativen

Phosphorylierung in den Membranen der Mitochondrien wird FADH oxidiert, wobei wiederum ATP entsteht. Zellen reagieren auf die verminderte ATP-Gewinnung aus der Atmungskette sehr unterschiedlich, da jedes Gewebe im Körper auf andere Weise von ATP abhängig ist. Da Nervenzellen sehr stark auf die ATP-Produktion angewiesen sind, entstehen Symptome einer Mangelerscheinung oder Mitochondriopathie als erstes in diesem System (schlechtes Gedächtnis, Konzentrationsmangel, Parästhesien, Schmerzen). Auch das Herz, Nieren und Leber sowie die hormonbildenden Gewebe benötigen viel ATP. Laboruntersuchungen können sinnvoll sein, die Proben sollten aber innerhalb von 24 Stunden nach der Blutabnahme im Labor eingetroffen sein und analysiert werden. Vitamin B_{12}, besonders in der Form Hydroxocobalamin, ist der natürliche Gegenspieler des NO und macht es unschädlich.

7. Energiebereitstellung

Die Energie für sportliche Leistungen wird nicht unmittelbar aus der Nahrung gewonnen. Das in allen Körperzellen gespeicherte Adenosintriphosphat (ATP) liefert die notwendige Energie. Je nach Beanspruchung können dabei unterschiedliche Phasen der Energiebereitstellung durchlaufen werden.

Der Ablauf findet dabei immer im Citratzyklus statt. Damit diese Prozesse optimal ablaufen können, ist die ausreichende Versorgung mit Mikronährstoffen essentiell.

Citratzyklus

Der Abbau von Kohlenhydraten, Fetten und Eiweiß wird als Glykolyse, Lipolyse bzw. Proteinsynthese bezeichnet.

Im ersten Schritt werden die aus der Nahrung aufgenommenen **Kohlenhydrate** in Monosaccharide aufgespalten (C6-Körper) und mithilfe von Enzymen in zwei C3-Körper, das Pyruvat, gespalten. Dies findet außerhalb der Mitochondrien statt. Von Beginn an benötigen diese Schritte Mikronährstoffe wie die Gruppe der B-Vitamine und Magnesium, um die Kohlenhydrate zu spalten, da dieser Prozess ATP benötigt. Ohne Magnesium kein ATP. Der Umbau von Glukose zu Pyruvat benötigt zusätzlich zu den B-Vitaminen Coenzym Q10, α-Liponsäure, Chrom und wiederum Magnesium.

Das nun entstandene Pyruvat wird in die Mitochondrien transportiert und dort durch die Pyruvatdehydrogenase (PDH) zu aktivierter Essigsäure (= Acetyl-Coenzym A) abgebaut. Ohne die Cofaktoren Vitamin B_1, Vitamin B_2, α-Liponsäure und Magnesium wird der Abbau zu Acetyl-Coenzym A gehemmt und es entsteht ein Pyruvatstau. Diese Erhöhung kann im Blut und im Urin gemessen werden. Es kann daraus rückgeschlossen werden, dass in der Energieversorgung etwas schiefläuft. Um das Pyruvat abzubauen, versucht der Körper es in Lactat umzuwandeln, welches ebenfalls messbar ist.

Fette werden im ersten Schritt zu Fettsäuren gespalten. Dies erfordert die Unterstützung der B-Vitamine, Vitamin C und Magnesium. Die Fettsäuren werden in Acetyl-Coenzym A umgewandelt. Als Cofaktoren dienen in mehreren Umwandlungsschritten die B-Vitamine, Kupfer, Magnesium, L-Carnitin und Coenzym Q10 und in weiteren Schritten wieder die B-Vitamine, Magnesium, α-Liponsäure und Biotin.

Eiweiß wird zu Aminosäuren und Carbonsäure mit Hilfe von B-Vitaminen, Magnesium und Zink im ersten Schritt umgewandelt. Von den Aminosäuren zu den Carbonsäuren benötigen wir Vitamin B_6, Vitamin B_{12}, Folsäure, Selen und Zink. Der nächste Schritt ist die Umwandlung in Acetyl-Coenzym A, welcher wiederum die B-Vitamine benötigt.

Die aktivierte Essigsäure (Acetyl-Coenzym A) wird nun in den Citratzyklus eingeschleust. Dieser läuft in der Mitochondrienmatrix ab.

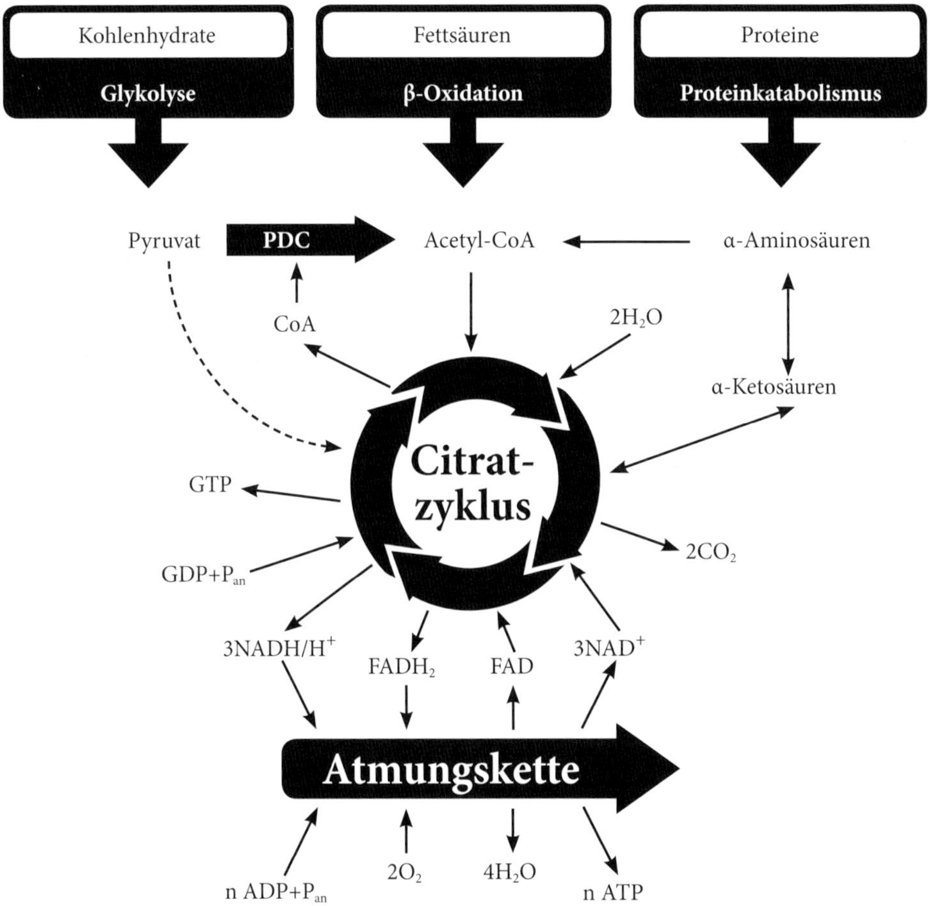

Citratzyklus

Im Citratzyklus selbst werden die Mikronährstoffe α-Liponsäure, L-Carnitin Coenzym Q10, Magnesium und die Vitamine B_1 und B_3 benötigt.

Das Pyruvat wird im Mitochondrium in Essigsäure (= Acetyl-Coenzym A) und CO_2 zerlegt. Nun gelangt die Essigsäure in den Kreislauf, in dem Kohlendioxid abspalten und Wasserstoff auf Coenzyme (FAD und NAD^+) übertragen wird. Es entstehen CO_2, das über Blut und Lunge wieder ausgeatmet wird, und große Mengen des an NADH und $FADH_2$ gebundenen Wasserstoffs (H^+), welcher in der folgenden Atmungskette der Energiegewinnung dient.

Vitamine und Mikronährstoffe, die für die Glykolyse, den Citratzyklus und die oxidative Decarboxylierung benötigt werden, sind:

B-Vitamine, Vitamin C, Vitamin D, α-Liponsäure, Coenzym Q10, Chrom, Magnesium, Folsäure, Selen, Zink, Kupfer, L-Carnitin und Biotin.

8. Mikronährstoffe für die Energiegewinnung

Vitamin B_1 (Thiamin)

Dieses Vitamin ist ein wichtiger Cofaktor im Proteinstoffwechsel und für die Einschleusung von Kohlenhydraten in den Citratzyklus erforderlich. Es wandelt Pyruvat in Acetyl-Coenzym A um und sorgt für die Einschleusung in den Citratzyklus (Pyruvatstau). Weiters ist B_1 an der Bildung von Succlinyl-Coenzym A im Citratzyklus beteiligt und es unterstützt die α-Ketoglutaratdeyhdrogenase in der Übertragung von α-Ketoresten. Dies dient einer verbesserten Energiebereitstellung.

Vitamin B_1 kommt in allen Organen sowie im Skelettmuskel vor und ist für Sportler besonders interessant, da es für die Energiebereitstellung essentiell ist – und dies in doppelter Hinsicht. Einerseits aufgrund der schon besprochenen Aufgabe bei der Umwandlung von Pyruvat in Acetyl-Coenzym A. Andererseits hilft Vitamin B_1 der α-Ketoglutaratdehydrogenase bei der Übertragung von Ketoresten im Zitronensäurezyklus, also wiederum bei der Energiebereitstellung.

Wirkungsweise

Vitamin B_1 hat einen entscheidenden Einfluss im Bereich des zentralen und peripheren Nervensystems. Es ist verantwortlich für die Erregungsübertragung zwischen Nerv und Muskel. Die Neurotransmitter γ-Aminobuttersäure (Gegenspieler von Glutamat) und Serotonin benötigen es als Cofaktor. Vitamin B_1 fungiert als Antagonist von Acetylcholin (wirkt am synaptischen Spalt und ist enorm wichtig für das vegetative Nervensystem, da es die Atmung, den Herzschlag und den Stoffwechsel kontrolliert).

Die Aufgabe des Neurotransmitters ist es, den elektrischen Nervenimpuls von A zu B zu übermitteln, da der Impuls selbst den Spalt nicht überspringen kann. Die gesamte Übertragung dauert nur wenige Millisekunden.

Dies bedeutet, dass Vitamin B_1 speziell im Bereich der Regeneration des Nervensystems nach Erkrankungen oder Traumen, aber auch nach sehr anspruchsvollen Trainingseinheiten eine wichtige Rolle spielt.

Die Vitamine B_1, B_3, B_6 und B_{12} sind gemeinsam mit Biotin und Magnesium auch für den mentalen Bereich von Bedeutung. Sie unterstützen die Psyche und tragen zu einer normalen Nervenfunktion bei.

Es gibt Hinweise, dass eine Vitamin-B_1-Supplementierung nach Insulten, bei Multipler Sklerose und Fibromyalgie eine Verbesserung herbeiführen kann.

Tagesbedarf/Einnahme

Der Tagesbedarf von Vitamin B_1 liegt bei 1,0 bis 1,3 mg.

Vitamin B_1 reagiert in Lebensmitteln sehr empfindlich und kann durch Hitze, Sauerstoff oder auch UV-Strahlung geschädigt werden. Auch beim Kochen verlieren viele Lebensmittel ihr wertvolles Vitamin B_1.

Lebensmittel, die den Tagesbedarf an Vitamin B_1 abdecken:

50 g Sonnenblumenkerne
125 g grüne Bohnen
100 g Schweinefleisch
200 g Haferflocken
200 g Wildreis
300 g Thunfisch

Ermüdung und Erschöpfung sind die Folgen eines Vitamin-B-Mangels.

Vitamin B_2 (Riboflavin)

Dieses Vitamin kann aus tierischen Lebensmitteln besser aufgenommen werden. Es ist vor allem für den Stoffwechsel von Bedeutung, da es als Coenzymbaustein fungiert. Die Unterstützung der Umwandlung von Kohlenhydraten, Fetten und Eiweiß in Energie ist die Hauptaufgabe. Gemeinsam mit Vitamin A fördert es die Aufnahme von Eisen und Vitamin B_{12} und unterstützt dadurch die Blutbildung.

Wirkungsweise

Aus Vitamin B_2 entsteht das Coenzym FAD (Flavin-Adenin-Dinukleotid), welches eine wichtige Bedeutung für den Energiestoffwechsel der Mitochondrien hat. FAD ist Elektronenüberträger in der Atmungskette. Es wird auch für die Regeneration von oxidiertem Glutathion benötigt und dient also als antioxidative Schutzsubstanz. NAD ist vor allem an der β-Oxidation (Fettsäureoxidation) und der Atmungskette beteiligt.

Ein weiterer wichtiger Mechanismus, an dem Vitamin B_2 beteiligt ist, ist die Umwandlung von Purinen, die bei der Eiweißsynthese entstehen, in Harnsäure. Eiweißabbauprodukte können Zellen schädigen, Erkrankungen wie Gicht oder Grauer Star sind mögliche Folgen.

Tagesbedarf/Einnahme

Der Tagesbedarf liegt laut DGE bei Kindern ab 4 Jahren bei 0,8 bis 1,4 mg Vitamin B_2. Jugendliche und Erwachsene benötigen 1,2 bis 1,5 mg und schwangere oder stillende Frauen brauchen sogar 1,5 bis 1,6 mg. Sportler, Raucher, Diabetiker und Menschen mit erhöhtem Alkoholkonsum haben einen Mehrbedarf an Vitamin B_2.

Vitamin B_2 ist hitzestabil, jedoch sehr lichtempfindlich.

Lebensmittel, die den Tagesbedarf an Vitamin B_2 abdecken:

80 g Kalbsleber

300 g Champignons

40 g Bierhefe

800 g Spinat

800 ml Vollmilch

9 mittelgroße Hühnereier

300 g Käse, Cheddar

Trockene und eingerissene Mundwinkel, Schleimhautentzündungen, auch Augenentzündungen oder sehr empfindliche Augen, die beispielsweise bei grellem Licht sehr sensibel reagieren, können auf einen ernstzunehmenden Vitamin-B_2-Mangel hindeuten. Energiemangel und Abgeschlagenheit sind weitere Mangelerscheinungen.

Vitamin B_3 (Niacin)

Vitamin B_3 kommt in Lebensmitteln und in Supplementen in drei Formen vor: als Nicotinsäure, Niacinamid und Inositol-Hexanicotinat. Die einzelnen Formen haben unterschiedliche Funktionen im menschlichen Körper. Sie überschneiden sich aber in ihrer Wirkungsweise. Ein Teil des Vitamin B_3 kann vom Körper teilweise selbst hergestellt werden. Es muss Vitamin B_3 aber auch über die Nahrung zugeführt werden, da die vom Körper selbst synthetisierten Vorräte nicht ausreichend sind. Vitamin B_3 liegt im Körper in Form von Tryptophan vor und kann nur zusammen mit B_6 in Niacin umgewandelt werden. Die höchste Konzentration liegt im Körper in der Leber, in den Nieren und im Fettgewebe vor.

Wirkungsweise

Niacin spielt eine zentrale Rolle beim Abbau der Makronährstoffe und ist an über 400 Stoffwechselreaktionen beteiligt. NAD kann zwei Elektronen und ein Proton aufnehmen, welche dann in den Mitochondrien bei der Energiegewinnung genutzt werden. Weitere wichtige Aufgaben sind neben dem Energiestoffwechsel die Herstellung von Fettsäuren und es kann das Gesamtcholesterin und das LDL-Cholesterin senken. Auch die Triglyzeridwerte können durch Niacin gesenkt werden. Gleichzeitig lässt Vitamin B_3 das HDL-Cholesterin ansteigen. Niacin kann deshalb zur Therapie zu hoher Blutfettwerte verwendet werden. Sein Einsatz ist aber aufgrund der vielen Nebenwirkungen umstritten. Auch der Protein- und Kohlenhydratstoffwechsel können ohne Niacin nicht reibungslos ablaufen. Die Regenerationsfähigkeit wird ebenfalls durch B_3 unterstützt (muskuläre Nervenregeneration, Botenstoffbildung im Gehirn). Ohne Niacin können keine Nerveninformationen weitergeleitet werden.

Tagesbedarf/Einnahme

Der Vitamin-B_3-Bedarf wird in Niacinäquivalenten angegeben. 1 mg Niacinäquivalent entspricht dabei 1 mg Nikotinsäure, 1 mg Nikotinamid oder 60 mg Tryptophan.

- Männer: 15–20 mg Niacin/Tag
- Frauen: 13–15 mg Niacin/Tag, in der Stillzeit ca. 20 mg/Tag
- Kinder: 5–6 mg Niacin/Tag

Therapeutische Interventionen sollten mit 100 mg ansteigend beginnen. Studien geben bis 500 mg und bei erhöhten Cholesterinwerten bis zu 1.000 mg als Referenzwert an.

Bei der Einnahme von Vitamin B_3 kann es vorübergehend zu einem Niacinflush als Nebenwirkung kommen. Das ist eine nach etwa zehn Minuten auftretende Hautrötung mit Kribbeln und manchmal auch mit leichten, harmlosen Schwellungen. Diese Nebenwirkung tritt im Übrigen nur am Anfang auf und verschwindet bei regelmäßiger Einnahme.

Inositol-Hexanicotinat („Flush-Free-Niacin“) ist die Form, bei der dieser Effekt nicht auftritt.

Lebensmittel, die den Tagesbedarf an Vitamin B_3 abdecken:

100 g Kalbsleber

100 g Erdnüsse

150 g Thunfisch

150 g Huhn (Brust)

300 g Champignons

Ein Niacinmangel wird erst erkennbar, wenn gleichzeitig ein gestörter Tryptophanstoffwechsel vorliegt bzw. eine geringe Protein- und Vitamin-B_6-Zufuhr gegeben ist. Das Frühstadium eines Niacinmangels äußerst sich mit unspezifischen Symptomen, wie z.B. Schwäche, Appetitverlust, Schlafprobleme und Gedächtnisprobleme. Ein ausgeprägter Mangel an Niacin führt zu Pellagra mit den typischen DDD-Symptomen Dermatitis, Diarrhoe und Demenz.

Vitamin B_5 (Pantothensäure)

Vitamin B_5 spielt eine zentrale Rolle im gesamten Energiestoffwechsel und ist am Abbau von Kohlenhydraten, Fetten und Aminosäuren maßgeblich beteiligt. Es wird nahezu überall im Körper benötigt. Die Pantothensäure ist eine Art Alleskönner. Sie ist zudem eine Vorstufe von Coenzym A. Vitamin B_5 ist am Cholinstoffwechsel beteiligt und somit auch an der Produktion von Acetylcholin.

Wirkungsweise

Vitamin B_5 ist als Bestandteil von Coenzym A aber nicht nur für diese Prozesse zuständig, sondern auch am Citratzyklus, an der Synthese von Cholesterin, an der Bildung von Steroidhormonen, an der Bildung von Acetylcholin, Melatonin, an der Bildung von Häm (Blutfarbstoff von Hämoglobin) beteiligt. Weiters noch am Abbau und der Ausscheidung von Medikamenten und deren Abbauprodukten, die beim Stoffwechsel entstehen. Vitamin B_5 kommt in nahezu allen Lebensmitteln vor.

Pantothensäure ist zur Therapie von Schleimhautentzündungen besonders gut geeignet (Schnupfen und Halsschmerzen), hilft aber auch bei chronischer Müdigkeit, Blutarmut, Kopfweh (häufig in Verbindung mit niedrigen Blutzuckerwerten), starkem Herzklopfen, Schlaflosigkeit und Anämie.

Tagesbedarf/Einnahme

Der Tagesbedarf von Vitamin B_5 liegt bei 5 bis 6 mg. Es ist wasserlöslich und sehr hitzeempfindlich.

Lebensmittel, die den täglichen Bedarf an Vitamin B_5 decken können:

100 g Kalbs- oder Rinderleber

500 g Hühnerfleisch

4 Hühnereier

550 g Haferflocken

400 g Linsen (Trockengewicht)

3 Avocados

500 g Brokkoli

Mögliche Mangelsymptome von Vitamin B_5 sind neben Müdigkeit, Kopfschmerzen und Schlafstörungen auch Dermatitis, Infektanfälligkeit und Leberverfettung. Ebenso können Muskelkrämpfe und das Burning-Feet-Syndrom sowie Fertilitätsstörungen durch einen Mangel an Vitamin B_5 auftreten.

Vitamin B_6 (Pyridoxin)

Pyridoxin ist so wie alle anderen B-Vitamine wasserlöslich und umfasst drei Substanzen: Pyridoxol, Pyridoxal und Pyridoxamin. Es ist in sehr vielen Lebensmitteln enthalten, weshalb ein Mangel unter normalen Bedingungen eher selten auftritt.

Wirkungsweise

Am besten wird Vitamin B_6 in der aktiven Form P-5-P = Pyridoxal-5-Phosphat aufgenommen. Es ist für die Nerven wichtig und spielt eine wesentliche Rolle beim Homocysteinstoffwechsel, Aminosäurestoffwechsel und Energiestoffwechsel, verringert aber auch Müdigkeit und Ermüdung. Die umgewandelten Derivate des Pyridoxin unterstützen Kreatin und Taurin in ihrer Rolle bei der körpereigenen Synthese. Die Biosynthesen der Neurotransmitter Serotonin, Dopamin, Noradrenalin und Histamin werden alle durch Vitamin B_6 unterstützt. Für den Homocysteinstoffwechsel sind Vitamin B_6, Folsäure (B_9) und Vitamin B_{12} essentiell. Vitamin B_3 kann nur aus Tryptophan erzeugt werden, wenn ausreichend Vitamin B_6 zur Verfügung steht. Es wirkt weiters noch im Bereich der Haut und der anschließenden Regeneration. Eine Vitamin-B_6-Gabe zeigte in Studien einen guten Erfolg in der Behandlung des Carpaltunnelsyndroms und des Prämenstruellen Syndroms.

Homocystein ist ein Stoffwechselendprodukt, dass durch den Körper mit der Unterstützung von Vitamin B_6, B_{12} und Folsäure abgebaut wird. Ein Mangel an den drei Vitaminen kann aufgrund der Erhöhung des Homocysteinwertes zu einer Gefäßwandschädigung (Endothel) führen.

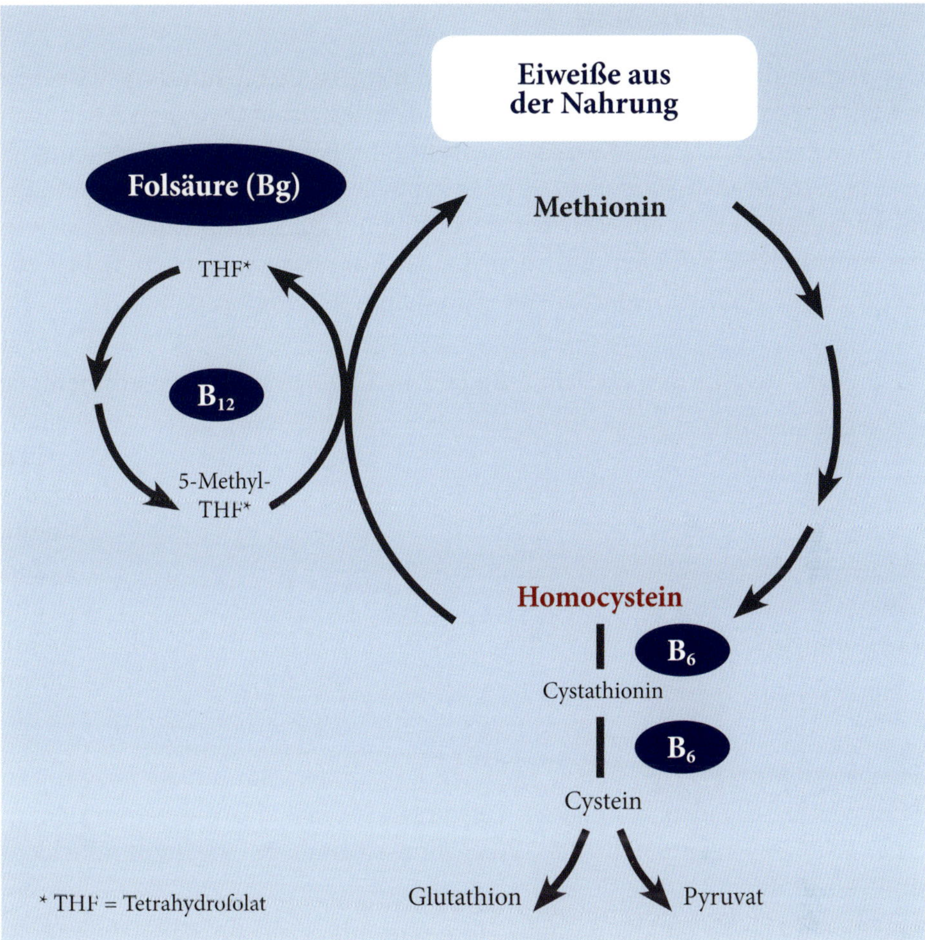

Homocysteinzellstoffwechsel

Vitamin B_6 unterstützt gemeinsam mit Zink den Säure-Basen-Stoffwechsel und die Eiweißsynthese. Der Testosteronspiegel im Blut ist auch zinkabhängig und die Zellteilung wird wiederum durch Zink verbessert.

Tagesbedarf/Einnahme

Der Tagesbedarf liegt bei 1,5 bis 2 mg und kann zu therapeutischen Zwecken auf bis zu 20 mg, je nach Ergebnis des Blutwertes, erhöht werden. Aber auch bei Reisekrankheit, PMS, Karpaltunnelsyndrom, bei Übelkeit während der SS und auch im Kraftsportbereich, wenn die Sportler eine erhöhte Proteinaufnahme anstreben, besteht ein Mehrbedarf an Vitamin B_6. Kraftsportler, die sich in der Aufbauphase befinden und vermehrt zu Aminosäuren greifen, haben zugleich einen erhöhten Bedarf an Vitamin B_6, um diese aufzuspalten.

Lebensmittel, die den täglichen Bedarf an Vitamin B_6 decken können:

200 g Kalbsleber
3 Kartoffeln
3 Bananen
300 g Linsen
400 g Bierhefe
500 g Forelle
800 g Spinat

Mangelsymptome zeigen sich in Form von verstärkter Akne, in der Neigung zu Mundwinkelrhagaden, Müdigkeit, Leistungsschwäche, Darmbeschwerden, in einer erhöhten Infektanfälligkeit, Wachstumsstörungen, Lichtempfindlichkeit und verstärkten Menstruationsbeschwerden.

Besteht ein Mangel an Magnesium, Eisen und/oder Calcium, kann Vitamin B_6 vom Körper nicht aufgenommen werden.

Vitamin B_9 (Folsäure)

Der Körper kann normalerweise nur eine kleine Menge (5–10 mg) an Folsäure speichern. Meist liegt nur ein Viertel der in der Nahrung enthaltenen Folsäure in Form von Monoglutamat vor, welches direkt vom Organismus verarbeitet werden kann. Polyglutamate müssen zuvor in Monoglutamate umgewandelt werden, damit sie im Gastrointestinaltrakt aufgenommen werden können.

Folsäure leistet einen wesentlichen Beitrag zur Entwicklung des Fötus, vor allem bei der Bildung des Zentralnervensystems. Weiters ist Folsäure auch für die DNA-Methylierung wichtig, welche die selektive Nutzung bestimmter DNA-Bereiche in den Zellen ermöglicht. Außerdem haben folsäurehaltige Coenzyme einen Einfluss auf die Synthese der Struktur- und Funktionsproteine und sind für die Produktion der DNA beim Zellwachstum im ganzen Körper wesentlich

Wirkungsweise

Vitamin B_9 ist vor allem für den Eiweiß- und Fettstoffwechsel sehr wichtig, dieser kann nur mit ausreichender Folsäureversorgung einwandfrei ablaufen.

Der Abbau von Homocystein, einem Stoffwechselabbauprodukt, das für Ablagerungen in den Arterien (Endothel) und Nerven verantwortlich gemacht wird, läuft auch nur mit einem guten Folsäurestatus zur Gänze ab. Sollte eine Unterversorgung vorliegen, kann nicht genügend Homocystein abgebaut werden und das Risiko einer Arteriosklerose und eines Infarktgeschehens kann steigen. Der Abbau erfolgt gemeinsam mit den Vitaminen B_6 und B_{12}.

Im Sportbereich sind vor allem die Blutbildung und die Erythrozytenreifung von besonderem Interesse. Ein Folsäuremangel kann zu Blutarmut (Anämie) führen. Eine Makrozytäre Anämie wird auch bei jungen Sportlern immer wieder diagnostiziert.

Tagesbedarf/Einnahme

Tagesbedarf liegt bei ca. 300 µg. Die empfohlene Menge für Breiten- und Leistungssportler liegt bei 400 bis 600 µg/d. Vor und während der Schwangerschaft liegt der empfohlene Tagesbedarf bei 400 µg. Eine Erhöhung auf 550 µg wird noch diskutiert.

Lebensmittel, die den Tagesbedarf an Folsäure decken:

130 g Weizenkeime

130 g rote Bohnen

250 g Spinat

300 g Kalbsleber

300 g Brokkoli

3 mittelgroße Hühnereier

Müdigkeit, Antriebslosigkeit, Energielosigkeit, Entzündungen im Mundbereich sind typische Mangelerscheinungen. Auch Herzklopfen kann als Symptom aufgrund des verminderten Sauerstofftransportes in die Organe, insbesondere der Arbeitsmuskulatur, auftreten.

Vitamin B_{12} (Cobalamin)

Vitamin B_{12}, auch bekannt als Cobalamin, kommt nur in tierischen Lebensmitteln in nennenswerten Mengen vor.

Die Vitamin-B_{12}-Versorgung hängt einerseits vom Vitamin-B_{12}-Gehalt der Nahrung ab und andererseits von der Absorption mit Hilfe des Intrinsic Factors, welcher im Magen sezerniert wird.

Vitamin B_{12} beeinflusst die Remethylierung von Homocystein zu Methionin, unterstützt die Bildung von Erythrozyten und die DNA-Synthese, Zellwachstum sowie -replikation und hat weiters einen Einfluss auf die Methylierung von Neurotransmittern.

Bei einem Cobalaminmangel kommt es zum indirekten Folsäuremangel.

Durch vegane Ernährung, chronisch-atrophische Gastritis sowie durch Einnahme gewisser Arzneimittel kann ein Vitamin-B_{12}-Mangel hervorgerufen werden

Wirkungsweise

Aus Sicht der Sportler ist Vitamin B_{12} wie Folsäure zum Funktionieren der Erythrozytenbildung besonders wichtig. Unser Körper benötigt Vitamin B_{12} darüber hinaus für Denkprozesse, eine gute Nervenfunktion und für das Zellwachstum respektive die Zellteilung. Im Speziellen ist Vitamin B_{12} in schnell regenerierenden Geweben ein wichtiges Element, da Cobalamin als Coenzym wirkt, das die Synthese von DNA und RNA korrekt ablaufen lässt. Dies bedeutet, dass es auch eine Schutzfunktion vor Herz-Kreislauf-Erkrankungen ausübt. Folgeerkrankungen der Arteriosklerose aufgrund eines erhöhten Homocysteinspiegels (Normalwert < 10 µmol/l) kann dadurch vorgebeugt werden. Da Homocystein im Blut oxidiert wird, kann es dort die Gefäßwände angreifen, falls zu wenig Vitamin B_{12}, Folsäure und Vitamin B_6 vorhanden sind.

Vitamin B_{12} unterstützt auch die Bildung der Myelinscheide, dadurch werden Neuronen geschützt und in ihrer Funktion der saltatorischen Reizleitung optimiert.

Vitamin B_{12} macht Zellen aufnahmefähiger für Folsäure. Es wird in der Leber gespeichert.

Tagesbedarf/Einnahme

Der Tagesbedarf liegt bei 3 µg. Die empfohlene Einnahme bei erhöhten Homocysteinwerten beträgt 3 bis 30 µg (Menschen über 60 Jahre: 100 µg). Die Behandlung erfordert einen längeren Zeitraum und sollte mindestens über drei bis sechs Monate andauern, damit sich der Homocysteinspiegel wieder senkt. Jeder Sportler sollte seinen Homocysteinwert im Rahmen einer Gesundenuntersuchung mitbestimmen lassen.

Eine Aufnahmeproblematik kann nach Magen-OPs, der Einnahme von Magensäurehemmer und durch Störungen in der Funktion des „Intrinsic Factors" entstehen. In diesem Falle ist eine Dosiserhöhung auf 300 µg nötig, um über passive Diffusion eine Aufnahme der nötigen 3 µg zu gewährleisten.

Als Wirkstoff steht Vitamin B_{12} in unterschiedlicher Form zur Verfügung:

- **Cyanocobalamin** = synthetische Form, benötigt vier Umwandlungsschritte und ist kein bioaktives Coenzym.
- **Hydroxocobalamin** = das „Depot-B_{12}". Es benötigt drei Umwandlungsschritte und ist kein bioaktives Coenzym.
- **Methylcobalamin** = das „DNA- und Gehirn-B_{12}". Es benötigt keine Umwandlungsschritte und steht als bioaktives Coenzym zur Verfügung.
- **Adenosylcobalamin** = das „Energie- und Nerven-B_{12}". Es benötigt keine Umwandlungsschritte und ist ein bioaktives Coenzym.

Methylcobalamin (wirkt im Zellplasma) und Adenosylcobalamin (ist nur in den Mitochondrien aktiv) sind also die aktiven Coenzymformen von B_{12}. Hydroxocobalamin ist keine Coenzymform, kann aber im Körper durch mehrere Umwandlungsschritte in die anderen Formen umgewandelt werden und ist eine im Stoffwechsel häufig vorkommende Zwischenform des Vitamins. Da es sich besonders gut an die Transportmoleküle im Körper binden kann und im gesamten Körper zirkuliert, bietet es sich als beste Depotform an.

Die ideale Supplementationsform stellt nach aktuellem Stand der Forschung wahrscheinlich eine Kombination aus Methylcobalamin, Hydroxocobalamin und Adenosylcobalamin dar.

Lebensmittel, die den Tagesbedarf an Vitamin B_{12} abdecken:

5 g Leber
25 g Hering
90 g Seelachs
100 g Rindfleisch
100 g Lachs
150 g Käse
3 Eier
500 ml Vollmilch

Zu erwähnen ist noch das rein pflanzliche B_{12}, wie es zum Beispiel im Sauerkraut vorkommt. Dieses kann vom Menschen leider kaum verwertet werden, einzig das in Chlorellaalgen vorkommende B_{12} ist für uns verfügbar.

Vitamin-B_{12}-Mangelerscheinungen sind Anämie (Blutarmut), Depressionen, Verwirrtheit, Nervenschmerzen, Parästhesien (Taubheit, Kribbeln, Zungenbrennen).

Spezielle Funktion von Vitamin B_{12}

Vitamin B_{12} enthält Kobalt. Daher kann es als Fänger von zu viel NO, dem sogenannten „nitrosativen Stress", dienen. Aus zu viel NO folgt daher unbehandelt auch immer ein Vitamin-B_{12}-Mangel. Notwendige Einnahmen von 2.000 µg und mehr Vitamin B_{12} am Tag sind dann keine Seltenheit. Vitamin B_{12} weist auch bei diesen Aufnahmemengen keinerlei Nebenwirkungen auf.

Vitamin C (Ascorbinsäure)

Da der Mensch Vitamin C selbst nicht produzieren kann, ist er auf eine tägliche Zufuhr angewiesen.

Wirkungsweise

Hauptaufgaben von Vitamin C sind der Schutz vor freien Radikalen und die Stimulierung des Immunsystems, wodurch das Infektionsrisiko gesenkt wird. Vitamin C ist für die Bildung von Kollagen und bei der Steroidsynthese ein wichtiger Cofaktor. Außerdem verbessert es die Eisenaufnahme und trägt zu einer verbesserten Entgiftung im Falle von erhöhter Schwermetall- und/oder Umweltbelastung bei. Studien im Sportbereich, die eine Leistungssteigerung (aufgrund verminderter Stressbelastungen durch verringerte Lipidperoxidation) versprechen, weisen jedoch eine konsistente Datenlage auf. Weitere kontrollierte Studien mit einem besseren Design sind notwendig, um diese möglichen Wirkmechanismen zu bestätigen.

Vitamin C ist sehr wichtig für die Funktionsfähigkeit der Mitochondrien. Bei Störungen im Bereich der Mitochondrienfunktion werden vermehrt freie Radikale gebildet, die zu oxidativen Stress führen, der durch Vitamin C verhindert werden kann. Vitamin C hat eine erhebliche Bedeutung für die Aufrechterhaltung des mitochondrialen Membranpotentials, welches bei erhöhten ROS-Spiegeln (ROS = reactive oxygen species) kollabieren kann.

Tagesbedarf/Einnahme

Der Tagesbedarf für Sportler liegt laut Berichten der Universität Bochum, Abteilung für Sportmedizin und Sporternährung, bei 100 mg. Amerikanische Forscher fordern einen Tagesbedarf von 200 mg.

Lebensmittel, die den Tagesbedarf an Vitamin C abdecken:

7 g Hagebutte
50 g Paprikaschote
60 g Brokkoli
80 g Fenchel oder Grünkohl
100 g Karfiol/Blumenkohl
120 g Mandarine, Orange, Zitrone
300 g Tomaten
600 g Äpfel

Lebensmittel mit hohem Vitamin-C-Gehalt:

Paprika	(100 mg pro 100 g)
Brokkoli	(115 mg pro 100 g)
Grünkohl	(150 mg pro 100 g)
Petersilie	(60 mg pro 100 g)

Mangelerscheinungen wie früher der Skorbut sind heute kaum noch zu finden. Häufiger sind Erkältungen, Schlafstörungen, Depressionen, Krampfadern und Hämorrhoidenneigung sowie eine verzögerte Wundheilung. Bei schwerwiegendem Mangel ist die Bindegewebsbildung gestört. Vitamin C ist kaum überdosierbar. Es wird sehr häufig in der Lebensmittelindustrie verwendet, um die Lebensmittel haltbar zu machen. Vitamin C verbessert die Eisenresorption, da es die Wertigkeit des Eisens ändert.

Im Bereich des Immunsystems führt Vitamin C zu einer Anreicherung in den Leukozyten und T-Zellen. Dies führt zu einer verbesserten Abwehrfunktion.

Kollagenbildung

Der Syntheseprozess des Bindegewebes benötigt die Aminosäuren Prolin und Lysin, an welchen Vitamin C, zusammen mit Eisen, maßgeblich beteiligt ist. Bei einem Mangel verlieren die Haut, aber auch die Gelenke an Elastizität.

Vitamin E (Tocopherole)

Vitamin E ist fettlöslich und beinhaltet acht verschiedene Tocopherole und Tocotrienole, die in der Natur vorkommen. Es ist in hochwertigen Pflanzenölen sowie in Nüssen und Mandeln enthalten.

Vitamin E schützt mehrfach ungesättigte Fettsäuren vor Zerstörung durch Lipidperoxidation und wirkt als Radikalfänger. Weiters hemmt es die Cyclooxygenase und Leukotrienausschüttung, was zur Schmerzlinderung führt. Außerdem wird die humorale und zelluläre Immunreaktion durch Vitamin E positiv beeinflusst. Es unterstützt die Blutgerinnungshemmung und schützt vor arteriellen Plaqueablagerungen. Darüber hinaus hat Vitamin E eine antithrombotische Wirkung und besitzt eine vasodilatative (= gefäßerweiternde) Eigenschaft.

Wirkungsweise

Vitamin E ist zwar nicht unmittelbar an der Energiegewinnung beteiligt, ist aber zusammen mit Vitamin B_2 (Riboflavin) B_3 (Niacin) und Vitamin C für den Recyclingprozess von oxidiertem Glutathion (GPx) unabdingbar und deshalb für die Energiegewinnung als Antioxidans von Bedeutung. Neben vielen weiteren Funktionen ist in erster Linie der Schutz vor Lipidperoxidiation eine der wichtigsten Aufgaben von Vitamin E, da es im Rahmen des Fettstoffwechsels Membranfette und Depotfette vor dem Abbau durch Oxidation schützt. Gemeinsam mit Vitamin C, β-Carotin und Selen entsteht eine sich gegenseitig unterstützende Wirkung im oxidativen Schutzsystem. Zudem verringert Vitamin E die Zusammenballung von Thrombozyten, hat eine Funktion im neuromuskulären System, ist an der Immunabwehr beteiligt und beim Proteinstoffwechsel wirksam.

Tagesbedarf/Einnahme

Der Tagesbedarf liegt laut DACH für Frauen bei 12 mg und für Männer bei 14 mg. Sehr sportlich Aktive benötigen laut aktuellen Studien 20 mg tgl.

Lebensmittel, die den Vitamin-E-Tagesbedarf abdecken:

50 g Sonnenblumenkerne

100 g Weizenkeime

2 mittelgroße Süßkartoffeln

600 g Lachs

Auch in einigen Getreidesorten ist viel Vitamin E enthalten, ebenso in verschiedenen Gemüsesorten, wie z.B. Bohnen, Spargel und Sojabohnen. Allerdings ist zu beachten, dass der Vitamin-E-Gehalt saisonabhängig stark schwanken kann. Vor allem in Jungpflanzen, die früh geerntet werden, ist weniger Vitamin E enthalten. Die Verluste beim Verarbeiten liegen zwischen 10 und 40 %.

Mangelerscheinungen sind eher selten. Sollte jedoch aufgrund einer Aufnahmestörung (M. Crohn) oder eines erhöhten Bedarfs durch viel Sport eine Unterversorgung entstehen, können muskuläre und neurologische Störungen auftreten.

α-Liponsäure (Thioctsäure)

Die α-Liponsäure (ALA) ist ein herausragendes Antioxidans – und dies in vielfacher Hinsicht. Sie ist fett- und wasserlöslich, was den großen Vorteil hat, dass sie sowohl in wässrigen Zellbereichen wie im Blut und Extrazellularraum als auch in den Zellwänden und Membranen, die sehr fettreich sind, ihre Wirkung entfalten kann.

Achtung: Es gibt zwei Formen der α-Liponsäure: R^+ und S-α-Liponsäure. Allerdings ist nur die R^+-Form wirksam.

Wirkungsweise

α-Liponsäure schützt Lipoproteine im Blut und in Nervenscheiden vor Oxidation. Laut dem Mikrobiologen Lester Packer von der Yale University ist dies der Grund, warum α-Liponsäure an der Spitze der synergetisch wirkenden Antioxidantien steht.

Ein weiteres Alleinstellungsmerkmal besteht darin, dass sich α-Liponsäure selbst, aber auch Vitamin C, Vitamin E, Glutathion und Coenzym Q10 regenerieren kann. Die volle antioxidative Kraft dieser Stoffe kann also wiederhergestellt werden, nachdem sie bei der Abwehrreaktion verbraucht wurde. Der Hauptwirkbereich ist vor allem die Erhöhung von Glutathion. α-Liponsäure passiert auch die Blut-Hirn-Schranke und macht den im Gehirn entstehenden Stickstoff und dessen Radikale unschädlich. Sie verbessert die kognitive Leistungsfähigkeit und wirkt positiv im Bereich von Stoffwechselerkrankungen, wie z.B. Diabetes. Zudem wirkt sie entgiftend, da sie sich mit Metallen wie Blei, Cadmium, Kupfer und Arsen verbinden kann – es bestehen auch Bindungskapazitäten zu Kobalt, Nickel und Quecksilber –, die damit mobilisiert und schließlich ausgeschieden werden.

Tagesbedarf/Einnahme

Der Tagesbedarf liegt bei 100 bis 300 mg, die therapeutische Dosis zwischen 300 und 600 mg. Diabetiker benötigen eine Dosis von 600 bis 1200 mg.

Lebensmittel, die α-Liponsäure enthalten:

α-Liponsäure ist in der Nahrung so gut wie gar nicht enthalten.

Lediglich tierische Innereien (Herz, Leber) weisen eine nennenswerte Menge auf.

Zu den typischen Mangelerscheinungen zählt einerseits die mitochondriale Dysfunktion, die einen Anstieg von Laktat und Pyruvat mit sich bringt. Andererseits kann ein Mangel an α-Liponsäure zu einem erhöhten Risiko für radikalassoziierte Erkrankungen führen. Außerdem können durch eine Unterversorgung hyperglykämische Polyneuropathien, Angiopathien und Nephropathien hervorgerufen werden.

Chrom

Chrom zählt zu den essentiellen Spurenelementen und wird aus der Ernährung meist in nur geringen Mengen aufgenommen. Unterversorgungen dürften daher weit verbreitet sein. Das gilt vor allem bei stark zuckerhaltiger und fettreicher Ernährung, die den Bedarf an Chrom erhöht.

Wirkungsweise

Chrom spielt beim Stoffwechsel von Kohlenhydraten und bei der Aufnahme von Zucker (Glukosetoleranz) eine wichtige Rolle. Außerdem nimmt Chrom auf den Stoffwechsel von Fetten Einfluss und wirkt balancierend auf das Cholesterin. Es senkt das Gesamtcholesterin und das LDL-Cholesterin und erhöht zugleich das HDL-Cholesterin. Es wird auch vermutet, dass es an der Zellteilung beteiligt ist, da es in Zellkernen in beträchtlichen Mengen enthalten ist.

Zusammenfassend ist es an folgenden Aufgaben beteiligt:

- der Synthese von Eiweiß, Fett und Cholesterin,
- der Stabilisierung des Blutzuckerspiegels,
- der Effektivierung des Insulins,
- der Erhöhung der Glukosetoleranz,
- der Verstärkung der Glukoseaufnahme.

Tagesbedarf/Einnahme

Der tägliche Bedarf liegt bei 30 bis 100 µg für Erwachsene. Kinder bis zum 7. Lebensjahr benötigen 20 bis 80 µg. Amerikanische Forscher streben Werte von 200 bis 300 µg an.

Lebensmittel, die den täglichen Bedarf an Chrom abdecken:

50 g Bierhefe
100 g Paranüsse
100 g Edamer
100 g Gouda
100 g Linsen
150 g Vollkornbrot
300 g Hühnerfleisch
400 g weiße Bohnen

Ein deutlicher Mehrbedarf liegt auf jeden Fall bei erhöhtem Stress, bei Schwangerschaft, höherem Lebensalter und vor allem bei sportlich Aktiven vor. Psychische und physische Beschwerden sind bei einem Mangel möglich. Konzentrationsschwierigkeiten, Lernschwierigkeiten, Nervosität, Gereiztheit und Verwirrtheit bis zu Depressionen können auftreten. Störungen des Zuckerstoffwechsels, Gewichtsverluste, Muskelschwäche, eine geringere Leistungsfähigkeit und Juckreize sind weitere Symptome eines zu geringen Chromgehalts.

Überdosierungen sind bei einer Gabe von bis zu 300 µg nicht möglich. Selbst eine Dosis von 1 mg zeigte bei einer Einnahme über Monate keine Nebenwirkungen.

Die Aufnahme von Chrom ist am wirkungsvollsten, wenn es an Pikolina oder an Niacin gebunden ist (Chrompikolinate, Chrompolynikotinate).

Zink, Eisen, Vanadium, Kalziumkarbonat, Ballaststoffe und Magensäuredonatoren behindern die Aufnahme von Chrom. Diese sollten daher zwei bis drei Stunden zeitversetzt eingenommen werden.

Magnesium

Beim Menschen ist Magnesium für eine Reihe lebenswichtiger Vorgänge notwendig. Es beeinflusst die gesunde Entwicklung von Zähnen und Knochen, fördert die Verdauung und wirkt sich auf sämtliche Muskel-, Nerven- und Gefäßzellen aus. Magnesium ist ein für uns lebenswichtiger und gleichzeitig äußerst vielseitiger Mineralstoff. Magnesium ist Baustein unserer Zellen und unserer Knochen und ist an mehr als 300 unterschiedlichen, durch Enzyme gesteuerten Vorgängen im Körper beteiligt. Insofern gilt: Ohne Magnesium keine Energie!

Wirkungsweise

Magnesium wird in allen Körperzellen zur Energieverwertung benötigt. Es ermöglicht in Zusammenarbeit mit Phopholipiden und Eiweißen (Bausteine der inneren und äußeren Zellmembranen) den Aufbau des Organismus. Vor allem für die Leistungsfähigkeit der Muskulatur des Herzmuskels, der Wandspannung der Hohlorgane (Magen, Darm, Galle, Harnblase) und die Erregbarkeit der Nerven ist es unerlässlich. Magnesium hat die Eigenschaft, einige der für die Funktion der Muskeln so wichtigen Enzyme zu aktivieren. Dies ermöglicht letztendlich die Energieversorgung. Magnesium ist zudem ein Gegenspieler von Calcium, was zur Stabilisierung der Zellwände und Hemmung der Reizübertragung führt. Dadurch werden Muskelkrämpfe unterbunden und der Herzschlag wird verlangsamt.

Vor allem die hohe Stoffwechselaktivität im Sport erfordert einen Mehrbedarf. Auch durch die Stressreaktion im Sport wird die Magnesiumfreisetzung aus dem Gewebe verstärkt. Körperlicher und psychischer Stress bewirken eine vermehrte Produktion von Katecholaminen, welche den ATP-Verbrauch und dadurch die Freisetzung des intrazellulären Magnesiums erhöhen. Laktatazidose unter anaeroben Stoffwechselbedingungen fördert intrazelluläre Magnesiumverluste. Es kommt zu einer vermehrten Ausscheidung über den Urin. Eine Studie der Universität Gießen zur Magnesiumeinnahme bei Triathleten zeigte, dass die Supplementation von Magnesiumorotat (RCT) eine Leistungssteigerung um 12 % ergab. Der Energiestoffwechsel wurde positiv beeinflusst und die Stressreaktion des Körpers reduziert. Dadurch konnte eine verbesserte Energieausbeute generiert werden. Glukose wurde dadurch besser verwertet und es wurde somit weniger Insulin benötigt, was wiederum den Sauerstoffverbrauch für die aufzubringende Leistung verringerte.

Tagesbedarf/Einnahme

Tagesbedarf von Magnesium in mg pro Tag		
Alter	Männlich	Weiblich
15 bis unter 19 Jahre	400	350
19 bis unter 25 Jahre	400	310
25 bis unter 51 Jahre	350	300
51 bis unter 65 Jahre	350	300
65 Jahre und älter	350	300

Lebensmittel, die den Tagesbedarf an Magnesium decken:

150 g Sojamehl
200 g Gerste, Reis (unpoliert)
50 g Weizenkleie
50 g Sonnenblumenkerne
300 g Weizenvollkornbrot
170 g Mandeln, Walnüsse, Haselnüsse, Erdnüsse
0,5 ml magnesiumreiches Mineralwasser

Laut Studien haben ca. 65 % aller Sportler einen Magnesiummangel. Symptome in Form von schlechter Regeneration und Trainingsanpassung, Lidzucken, Muskelschwäche und ähnliche Zustände können auftreten. Besteht ein Mangel, kann es lange dauern, bis der zelluläre Mangel wieder ausgeglichen ist, beim Leistungssportler bedeutet das im Extremfall, dass der Mangel erst zum Ende einer Saison wieder behoben ist!

Eisen

Eisen ist für die Bildung des Blutfarbstoffs Hämoglobin und damit auch für die Sauerstoffversorgung unserer Zellen verantwortlich.

Wirkungsweise

Eisen ist ein zentrales Molekül im Hämoglobin (roter Blutfarbstoff) und dient dem Sauerstofftransport und der -speicherung. Es ist wichtig für den zellulären Energiestoffwechsel (Atmungskette) und ein wichtiger Bestandteil von Enzymen (als Cofaktor). Es dient dabei als Antioxidans (Katalase, Peroxidase) und hilft beim Abbau von Arzneimitteln (Cytochrom P450).

Tagesbedarf/Einnahme

Der Eisenbedarf beträgt beim erwachsenen Mann 10 mg pro Tag, bei der erwachsenen Frau 15 mg pro Tag. Der Tagesbedarf bei Schwangeren steigt auf 30 mg. Bei Frauen nach den Wechseljahren sinkt der Bedarf wieder auf 10 mg täglich. Kinder und Jugendliche im Alter von 10 bis 19 Jahren sollten 12 mg (für Jungen) beziehungsweise 15 mg (für Mädchen) zu sich nehmen.

Lebensmittel, die den Tagesbedarf an Eisen decken:

100 g Austern
120 g Sojamehl, Hirse
150 g Leber (Kalb, Rind)
170 g weiße Bohnen
200 g Haferflocken, Roggen
250 g unpolierter Reis, Weizenmehl, Trockenobst (Feigen, Aprikosen)
je 500 g Fleisch, Eierteigwaren, Weizenvollkornmehl, Zucchini, Karotten, Hühnerei

Ein Eisenmangel führt zu vorzeitiger Erschöpfung, Blutarmut (Anämie), verstärkter Atmung unter Belastung, beeinträchtigter aerober Kapazität, erhöhtem Puls, chronischer Müdigkeit, erhöhten Laktatwerten, schlechter Ausdauerleistung und Infektanfälligkeit (URI).

Bei Laboranalysen ist es wichtig, Ferritin zu messen. Ist der Ferritinwert zu niedrig, sollte eine Supplementierung stattfinden. Der Zielwert liegt bei 70 bis 140 µg/l. Ein Wert in diesem Bereich kann die Ausdauerkapazität deutlich verbessern.

Beim Ausdauersport, bei jugendlichen Sportlern sowie menstruations- und wachstumsbedingt besteht ein erhöhtes Eisenmangelrisiko. Bei der Menstruation kommt es zu Blutverlusten von ca. 25 bis 60 ml. Dies kann zu einem täglichen Eisenverlust von 12,5 bis 30 mg führen. Sauerstofftransportkapazität und Sauerstoffverwertung werden bei Unterversorgung eingeschränkt. In der Folge sinken vor allem die Ausdauerleistungsfähigkeit und die Trainingsadaptation.

Die Schmerzmitteleinnahme nach einer Belastung sowie NSAR fördern den gastrointestinalen Blut- und damit Eisenverlust. Nach intensiven Ausdauerbelastungen sind täglich bis zu 2 mg Verlust möglich. Weiters sind Eisenverluste über Schweiß und mechanisch durch die Zerstörung von roten Blutkörperchen unter der Fußsohle möglich.

Ein Eisenmangel kann im Grunde durch einen einfachen Bluttest, der die Serumferritin- und Transferrinsättigungswerte mit abdeckt, nachgewiesen werden. Der Hämoglobingehalt (Hb) gibt Auskunft, ob bereits eine Anämie vorliegt.

In Phasen intensiver Trainingsbelastung kann es aber vorkommen, dass das Ferritin einen falsch hohen Wert annimmt. In diesen Fällen kann aus dem Ferritinwert nicht auf gefüllte Eisenspeicher geschlossen werden. Deswegen sollte besonders bei Sportlern in intensiven Trainingsphasen auch die Transferrinsättigung (Tsat) und gegebenenfalls auch das C-reaktive Protein (CRP) mitbestimmt werden. Liegt die Transferrinsättigung unter 20 %, besteht auch bei normalem oder erhöhtem Ferritinwert mit hoher Wahrscheinlichkeit ein Eisenmangel.

Überdosierungen von Eisen sind schlecht, da überschüssiges Eisen vom Körper nicht ausgeschieden werden kann und auch prooxidativ wirkt. Bei einer Überdosierung kann es zu Nieren- und Leberschäden kommen. Es wird auch angenommen, dass eine Überdosierung Krebs sowie Herz-Kreislauf-Erkrankungen, wie beispielsweise Arteriosklerose, begünstigt.

Eisen sollte zur Wirkungsoptimierung stets zusammen mit weiteren, synergistisch wirkenden Mikronährstoffen genommen werden, wie etwa Vitamin C oder die B-Vitamine.

Eisen sollte nicht gleichzeitig mit Kaffee, Schwarztee oder frischen Getreideflocken eingenommen werden (Abstand: ca. zwei Stunden), da sonst die Verwertbarkeit vermindert wird.

Bei der Therapie ist auf die rechtliche Lage bei Leistungssportlern zu achten.

Folgende Methoden sind verboten:

- Die tatsächliche oder versuchte unzulässige Einflussnahme, um die Integrität und Validität der Proben, die während der Dopingkontrollen genommen werden, zu verändern. Hierunter fallen unter anderem: der Austausch und/oder die Verfälschung von Urin, zum Beispiel mit Proteasen.
- Intravenöse Infusionen und/oder Injektionen von mehr als 50 ml innerhalb eines Zeitraums von sechs Stunden. Es sei denn, sie werden rechtmäßig im Zuge von Krankenhauseinweisungen, chirurgischen Eingriffen oder klinischen Untersuchungen verabreicht.

Näheres siehe unter
https://www.nada.at/de/medizin/medikamentenabfrage

Zink

Im menschlichen Körper ist Zink ein sehr wichtiges Spurenelement, da es sehr viele Funktionen übernimmt. Wir benötigen es vor allem für die Hormonbildung, das Immunsystem, Haut, Haare, Nägel und für die Spermienentwicklung des Mannes. Es ist an ca. 300 Stoffwechselprozessen beteiligt und in etwa 50 Enzymen enthalten. Da es für die Zellteilung benötigt wird, ist es gerade in Wachstumsperioden von großer Bedeutung. Die Abwehrzellen des Körpers benötigen Zink. Außerdem wirkt es antiviral und verbessert auch die Schleimhautstruktur, sodass Viren erschwert eindringen können. Besondere Wichtigkeit hat Zink bei der SOD-Synthese. SOD1 und SOD3 sind zinkabhängig, benötigen aber auch Kupfer. SOD2 braucht Mangan.

Wirkungsweise

Zink ist sehr wichtig für die DNS- (Desoxyribonukleinsäure) und RNS- (Ribonukleinsäure) Synthese, aber auch für den Proteinstoffwechsel und die Insulinspeicherung. Auf Zellebene schützt es die Zellmembranen. Außerdem ist Zink am Neurotransmitterstoffwechsel beteiligt und ein wichtiger Cofaktor für Wachstumshormone, Schilddrüsenhormone und Sexualhormone. Es nimmt Einfluss auf unsere Sinnesfunktionen (Sehen, Riechen, Schmecken und Hören). Weiters hat es eine wichtige Funktion bei der Unterstützung des Stoffwechsels von Vitamin A. Es wird für das in der Leber gebildete retinolbindende Protein (RBP) benötigt. Zink dient als Transportprotein für Vitamin A und ist zudem ein wichtiger Bestandteil vieler Enzyme oder einer ihrer Cofaktoren. Der aktuelle Stand der Wissenschaft besagt, dass Zink bis zu 150 Enzyme unterstützt. Weiters hat Zink einen Einfluss auf die Funktion des Immunsystems – ein Zinkmangel schwächt die thymuslymphozytenabhängige Immunreaktionen.

Tagesbedarf/Einnahme

Der Tagesbedarf liegt bei 10 mg. Für stillende Mütter ist er leicht erhöht. Die therapeutische Dosis wird mit 20 bis maximal 100 mg täglich angegeben.

Für das Immunsystem ist eine Kombination mit Vitamin C zu empfehlen, da Vitamin C und Zink sich gegenseitig in ihrer Funktion verstärken (z.B. 200 mg Vitamin C mit 60 mg Zink). Weiters sollte bei der Einnahme von Zink beachtet werden, dass es immer zeitlich versetzt zu Mahlzeiten und auf keinen Fall mit Medikamenten wie Antibiotika supplementiert wird, da es zu Komplexbildungen kommen kann und sich dann die Aufnahme aufhebt.

Lebensmittel, die die Tagesdosis an Zink abdecken:

130 g Leber (Schwein, Kalb)

150 g Austern

200 g Linsen

330 g weiße Bohnen

330 g Fleisch (Kalb, Rind)

400 g Mais

250 g Haferflocken

500 g Weizenvollkornbrot

Sportlich Aktive verlieren Zink vor allem durch eine erhöhte Schweißproduktion. Im Falle eines Mangels zeigen sich erhöhte Infektanfälligkeit, Abnahme der geistigen Leistungsfähigkeit, Antriebslosigkeit, Haarausfall, brüchiges Haar, Hautveränderungen und Wundheilungsstörungen.

L-Carnitin

L-Carnitin ist eine vitaminähnliche Verbindung und spielt eine entscheidende Rolle bei der Energiebereitstellung.

Wirkungsweise

L-Carnitin transportiert langkettige Fettsäuren in die Mitochondrien. Es wird normalerweise über die Nahrung ausreichend zugeführt, kann aber auch im Körper selbst hergestellt werden. L-Carnitin wird aus den Aminosäuren Lysin und Methionin hergestellt. Weiters sind aber auch die Vitamine C, B_3 (Niacin), B_6 (Pyridoxin), B_{12}, Folsäure, Eisen und α-Ketoglutarat für die L-Carnitin-Produktion erforderlich. Stehen alle Mikronährstoffe ausreichend zur Verfügung, sollte es zu keinen Mangelerscheinungen kommen.

Formen:

- **L-Carnitin-L-Tartrat (LCLT)** wird schneller aufgenommen als die übrigen Varianten. Die schnelle Aufnahme macht es speziell im Sportbereich kurz vor oder nach dem Training nützlich. Es moduliert auch die Verfügbarkeit des Androgenrezeptors und hat somit eine Wechselwirkung mit Hormonen wie z.B. dem Testosteron.
- **Acetyl-L-Carnitin (ALCAR)** wirkt am besten im neurologischen Bereich. Es hat die Fähigkeit, die Blut-Hirn-Schranke zu überwinden. Dadurch kann es Interaktionen mit dem zentralen Nervensystem (ZNS) eingehen. Es verbessert die Bildung von Acetylcholin (Neurotransmitter), welches essentiell für die nervale Reiz- und Informationsweiterleitung im Gehirn ist. Besonders bei stark herausfordernden Situationen ist die Verfügbarkeit von genügend Acetylcholin notwendig. Ein Nachteil besteht darin, dass es als Pulver sehr bitter bis sauer schmeckt.
- **Propionyl-L-Carnitin (PLC)** oder auch „glycine propionyl-L-carnitine" (GPLC) genannt ist speziell im durchblutungsfördernden Bereich und der Regulierung der Durchblutung hilfreich, da es die Stickstoffproduktion beeinflusst. Ferner hat es noch einen positiven Einfluss auf Testosteron.
- **D-Carnitin** ist biologisch inaktiv, kann L-Carnitin entgegenwirken und sogar Mängel verursachen.

Mehrere mit Menschen und Tieren durchgeführte Studien haben die physiologische Bedeutung des Androgenrezeptors für die trainingsinduzierte Muskelhypertrophie untersucht und die wichtige Bedeutung des Trainings für eine Erhöhung der Androgenrezeptordichte hervorgehoben, die faserspezifisch zu sein scheint.

Krafttraining bewirkt z.B. eine signifikante Reduzierung der Androgenrezeptordichte in langsamen, oxidativen Muskelfasern vom Typ I, während es eine signifikante Erhöhung der Androgenrezeptordichte in schnellen, glykolytischen Fasern vom Typ IIb hervorruft.

Die Muskelfasern vom Typ IIb sind die weißen Fasern, die auch als schnell kontrahierende B-Muskelfasern oder ermüdende Fasern bezeichnet werden und für Sportarten wie z.B. Sprinten die meisten Vorzüge besitzen. Diese Fasern weisen einen niedrigen Myoglobingehalt auf, besitzen wenige Mitochondrien und haben eine geringe Kapillardichte. Sie enthalten jedoch große Mengen Glykogen, welches diesen Fasern während kurzer, intensiver Anstrengungen als primäre Energiequelle dient.

Bei untrainierten Männern konnte bereits nach einem schweren Krafttraining eine Hochregulierung der Androgenrezeptor-mRNA 48 Stunden nach dem Training beobachtet werden. Wiederholte Einheiten in Form von Krafttraining (im Abstand von jeweils 48 Stunden) resultierten in einer gesteigerten Androgenrezeptor-mRNA und einer gesteigerten Proteinexpression.

Eine solche Steigerung korrelierte mit erhöhten Serum-Testosteron-Spiegeln und geht mit einer signifikanten Zunahme myofibrillaren Proteins einher. Testosteron ist das primäre Hormon, das mit dem Skelettmuskelgewebe interagiert, und eine Erhöhung der Testosteronspiegel führt zu einem gesteigerten Muskelwachstum.

Bei untrainierten Personen scheint ein hochvolumiges, hochintensives Widerstandstraining eine signifikante Reduzierung des Androgenrezeptorproteingehalts (– 46 %) eine Stunde nach dem Training zu verursachen. Dies beruht wahrscheinlich auf dem durch Trainingsstress induzierten Proteinkatabolismus.

Ein solcher negativer Effekt scheint jedoch in gewissem Maß durch eine Nahrungszufuhr nach dem Widerstandstraining abgemildert zu werden. Von einer solchen Nahrungszufuhr konnte gezeigt werden, dass sie die Androgenrezeptordichte im Muskel erhöht, was in einer gesteigerten Testosteronaufnahme durch das Gewebe und erhöhten Spiegeln des Luteinizinghormons (LH) – von dem auch gezeigt werden konnte, dass es die Testosteronspiegel erhöht – durch einen Rückkopplungsmechanismus resultiert. Diese Beobachtungen liefern einen möglichen Mechanismus für eine gesteigerte Proteinsynthese nach einer Nahrungszufuhr mit an L-Carnitin reichen Nahrungsmitteln nach einem Widerstandstraining.

Eine Unterversorgung von L-Carnitin ist zwar unwahrscheinlich, jedoch gibt es Risikogruppen, zu denen auch Sportler gehören. Die Studienlage ist kontrovers. Es gibt jedoch einige Studien, die eine Verbesserung in den Bereichen Regeneration, Immunsystem und Verbesserung der Fettverbrennung zeigen. Es sind noch weitere Untersuchungen nötig, um genauere Aussagen treffen zu können.

Carnitin wird über die Nahrung aufgenommen, kann aber auch vom Körper selbst synthetisiert werden. Für diesen Prozess benötigt es verschiedene Vitamine und Eisen. Sind diese Mikronähstoffe nicht vorhanden, nimmt die Carnitinproduktion ab. Da unser Körper nur eine Menge von 20 bis 25 mg Carnitin speichern kann, kann es bei Sportlern sehr rasch zu einer Unterversorgung kommen. Mangelsymptome wie z.B. Störungen im Fettstoffwechsel oder eine erhöhte Infektanfälligkeit treten auf. Die größte Gefahr besteht jedoch für die Herzgesundheit. Der Herzmuskel benötigt das wertvolle L-Carnitin besonders. Bei einem Mangel steigt das Herzinfarktrisiko an.

Tagesbedarf/Einnahme

Der Normalwert des L-Carnitins im Plasma liegt zwischen 40 und 60 µmol/l. Als Tagesdosierung wird 1 g ein- bis dreimal außerhalb der Mahlzeiten (2–6 Kapseln á 500 mg) empfohlen. Bei höherem Körpergewicht sollten eher 2–3 g L-Carnitin täglich eingenommen werden.

Für sportlich Aktive führt eine tägliche Gabe von 1 bis 3 g (vor dem Sport) – bei Leistungssportlern sogar etwas mehr – zu einer Gefäßerweiterung im Bereich der Muskulatur, zu einem erhöhten Blutfluss und zu einem spontanen Muskelzuwachs bei dementsprechendem Training. Dies wurde durch rezente Studien belegt. Durch diese Auswirkungen wird die individuelle Belastung für den Muskel reduziert und es wird belastungsinduzierten Muskelschäden (Muskelkater) vorgebeugt. Dies impliziert, dass sich bei den folgenden Trainingseinheiten raschere Leistungssteigerungen ergeben können.

Lebensmittel, die den Tagesbedarf an Carnitin abdecken:

100 g Schaffleisch

150 g Rindfleisch

350 g Schweinefleisch

Alle Fleischsorten, aber auch Pilze (ca. 15 mg je 100 g) und Käse (ca. 0,6 bis 12,7 mg pro 100 g) weisen einen höheren Gehalt an Carnitin auf. Allerdings können nur 54 bis 87 % des in der Nahrung enthaltenen Carnitins vom Körper aufgenommen werden.

Es wurde lange diskutiert, ob eine Carnitinsupplementation Sinn ergibt, da Carnitin im Verdauungstrakt nicht aufgenommen wird. Carnitin muss zur Muskulatur gelangen, wo es seine Wirkung entfalten kann. Einige Studien zeigten, dass eine orale Einnahme von L-Carnitin den Blutspiegel erhöht, aber nicht den Gehalt von Carnitin in der Muskulatur. Um dieser Problematik entgegenzuwirken, sollte die Einnahme in Kombination mit Kohlenhydraten erfolgen. Es konnte in aktuellen Studien nachgewiesen werden, dass dies zu einer Insulinausschüttung führt, was wiederum eine verbesserte Aufnahme gewährleistet.

Eine über zwölf Wochen Dauer angelegte Studie aus dem Jahr 2013 konnte eine Anreicherung bzw. Erhöhung (um 20 %) der L-Carnitinkonzentration im Muskel der Probanden bei einer gleichzeitigen Einnahme von 80 g Kohlenhydraten (pro Einnahme) zeigen. Die Teilnehmer mussten außerdem mehr Kalorien zu sich nehmen, als sie eigentlich verbrauchten. Im Vergleich nahm die Kontrollgruppe 1,8 kg Körperfett zu, die Carnitingruppe zeigte keine Zunahme. Eine weitere sehr wichtige Information war, dass es zu einem Anstieg aktivierter Fettsäuren in der Muskulatur kam. Dadurch konnte die Annahme vieler Kritiker, dass eine Erhöhung des Carnitingehalts im Muskelgewebe keinen Einfluss auf die Verwendung von Fettsäuren als Energielieferant hat, widerlegt werden. Essentiell ist dabei, wie schon erwähnt, die Kombinationsaufnahme mit Kohlenhydraten, die die Einbringung in die Muskulatur gewährleisten. Weitere Studien sind noch nötig, um die exakte Kohlenhydratmenge zu bestimmen, die zur optimalen L-Carnitinaufnahme notwendig ist.

Carnitin gilt als sehr sicher, einzig bei zu hohen Dosierungen über 1 g pro Einnahme kann es zu leichtem Durchfall führen, der aber bald wieder verschwunden ist. Ein Hinweis auf eine zu hohe Dosierung kann auch das Auftreten von fischähnlichem Körpergeruch sein, der durch eine Überlastung von Trimethylamino-N-Oxidase entstehen kann. In diesem Fall sollte man die Dosis reduzieren. L-Carnitin sollte nicht am Abend supplementiert werden, da es aufgrund der verbesserten Hirndurchblutung das Einschlafen erschwert.

Risikogruppen für einen L-Carnitinmangel sind

- Typ-2-Diabetiker,
- Dialysepatienten,
- Patienten mit chronischen Darm- und Lebererkrankungen,
- Sportler.

Biotin (Vitamin B_7, Vitamin H)

Biotin zählt zu den wasserlöslichen Vitaminen des B-Komplexes und muss über die Nahrung aufgenommen werden. Eine geringe Menge kann der Körper aber auch selbst in der Darmflora herstellen.

Wirkungsweise

Es hat positive Wirkungen auf Haare, Haut und Nägel. Außerdem spielt es eine sehr wichtige Rolle im Stoffwechsel. Fett-, Kohlenhydrat- und Eiweißsynthese sind von Biotin abhängig. Es wirkt als Cofaktor der Gluconeogenese und unterstützt daher in dieser Funktion den Energiegewinnungsprozess. Im Sportbereich sollte bei vermehrtem Kraft- und Ausdauertraining auf eine ausreichende Biotinversorgung geachtet werden. Im Speziellen bei erhöhtem Eiweißkonsum, da Biotin für die Eiweißverwertung essentiell ist.

Biotin unterstützt gemeinsam mit den anderen B-Vitaminen die Umwandlung der aufgenommenen Nahrung in Energie. Weiters ist es an der Aktivierung des Aufbau-, Reparatur- und Wachstumsprozesses beteiligt. Daraus resultiert, dass Biotin im Sportbereich bedeutend ist und auch in der Schwangerschaft gemeinsam mit allen B-Vitaminen eingenommen werden soll.

Ein weiterer wichtiger Faktor ist die Wundheilung. Es bedarf aber noch weiterer Studien, um die genauen Wirkmechanismen zu verstehen.

Tagesbedarf/Einnahme

Der DACH-Referenzwert liegt im Bereich zwischen 30 bis 60 µg pro Tag. Mikronährstoffspezialisten geben eine therapeutische Dosis von 2.000 bis 5.000 µg täglich über mehrere Monate als Referenzwert an. Eine Besonderheit bei der Aufnahme von Biotin ist rohes Eiklar, da der enthaltene Wirkstoff Avidin Biotin binden kann und dadurch die Aufnahme im Darm behindert wird.

Lebensmittel, die den täglichen Bedarf an Biotin abdecken:

80 g Kalbsleber
100 g Sojabohnen
60 g Bierhefe
300 g Haferflocken
300 g Champignons
2 mittelgroße Hühnereier
300 g Avocado

Biotin hat wie alle wasserlöslichen B-Vitamine so gut wie keine Nebenwirkungen.

Biotinmangelsymptome sind neben Appetitlosigkeit, Schläfrigkeit und Schwäche auch Dermatitis, Haarausfall, brüchige und rissige Nägel sowie Muskelschmerzen, Parästhesien, Neuropathien und Anämie.

Selen

Selen ist ein essentielles Spurenelement und hat sehr viele Funktionen.

Wirkungsweise

Selen schützt Zellen und Chromosomen vor oxidativem Stress (Peroxiden) und vor freien Radikalen. Auch bei Umwelt- und Strahlenbelastungen bietet es eine Schutzfunktion. Als Bestandteil von Glutathionperoxidase sorgt Selen für die Umwandlung von Peroxiden in unschädliche Stoffe. Bei erhöhter Schwermetallbelastung (Quecksilber, Blei) kann es auch unterstützend eingesetzt werden. Es wirkt antiviral, schützt vor chemischen Mutagenen und Karzinogenen (Nitrosamine, Aflotoxine), wie sie auch bei Rauchern erhöht vorkommen. Weiters wirkt es in der Thromboseprophylaxe, da es Thrombozyten stabilisiert. Selen unterstützt die Schilddrüsenfunktion, speziell bei Hashimoto-Thyreoiditis. Auch bei der Spermatogenese des Mannes spielt Selen eine wichtige Rolle. Ein Selenmangel korreliert mit einer eingeschränkten Fruchtbarkeit.

Selen existiert in zwei Formen: anorganisch als Selenit oder Selenat und organisch in Form von Selenocystein und Selenmethionin. Laut aktuellen Studien ist Selenmethionin am besten bioverfügbar. Anhand von Messungen über die Ausscheidungen im Urin nach Supplementierung konnte Selenit am schlechtesten resorbiert werden.

Tagesbedarf/Einnahme

Empfohlen werden 200 µg Natriumselenit täglich. Die EFSA empfiehlt eine Tagesdosis von 300 µg/täglich. Laut Studien zeigen Dosen bis 800 µg pro Tag keine Nebeneffekte (NOAEL).

Lebensmittel, die den täglichen Selenbedarf abdecken:

200 g Hering
8 Paranüsse
250 g Sardinen
350 g Sojabohnen
400 g Weizenvollkornbrot
600 g Rindfleisch
700 g Schweinefleisch
800 g Lachs, Dorsch, Seezunge

Da bei einem Selenmangel in erster Linie Funktionsstörungen auftreten, sind Symptome nur sehr schwer zuzuordnen und nicht leicht zu erkennen. Anhaltspunkte sind schuppige und trockene Haut, auffällige Nagelveränderungen sowie Wachstumsstörungen. Herzveränderungen, Muskelfunktionsstörungen, Osteoarthropathien sind ebenfalls mögliche Folgen. Österreich und Deutschland gelten als Selenmangelländer.

Kupfer

Kupfer ist Bestandteil vieler Enzyme und wichtig für den Aufbau und die Elastizität des Bindegewebes (Kollagen und Elastin) im gesamten Körper.

Wirkungsweise

Seine Hauptwirkbereiche sind das Knochenwachstum, die Bindegewebsbildung, die Eisenaufnahme, die Produktion roter Blutkörperchen sowie wichtige Aufgaben in der Funktion des zentralen Nervensystems.

Ein weiterer sehr wichtiger Wirkfaktor ist der Schutz vor freien Radikalen und die Bildung und Pigmentierung von Haut und Haaren.

Kupfer schützt unter anderem Zellmembranen vor Schäden als Bestandteil der Superoxiddismutase (SOD). Es unterstützt den Elektronentransport und trägt damit auch zu Energiebereitstellung bei. Durch Kupfer wird der Eisenstoffwechsel verbessert und es ist somit auch an der Bildung der Erythrozyten beteiligt. Kupfer ist Teil des Coeruloplasmins (einem Akute-Phase-Protein), das zur Verwertung von Eisen benötigt wird. Es katalysiert zweiwertiges Eisen zu dreiwertigem Eisen. Bei einem ausgeprägten Kupfermangel kann daher eine mikrozytäre Anämie entstehen. Diese ist vor allem bei jungen Sportlern immer wieder zu sehen. Kupfer trägt auch zur Synthese von Epinephrin und Norepinephrin im Adrenalin und Nervensystem bei. Es hat eine entzündungshemmende und immunanregende Wirkung.

Tagesbedarf/Einnahme

Laut DGE beträgt der Tagesbedarf an Kupfer 1 bis 1,5 mg. Die wirkliche Dosis wird zur Zeit geschätzt. 2 mg empfiehlt man in Europa. Der amerikanische Orthomolekularmediziner Melvyn Werbach gibt eine Empfehlung von 2 bis 4 mg täglich an.

Lebensmittel, die den Tagesbedarf an Kupfer decken:

30 g Leber (Rind, Kalb, Schwein)
5 ml Sherry, Portwein, Wermut
50 g Austern
140 g Linsen, Erbsen, Bohnen
50 g Sonnenblumenkerne
150 g Haselnüsse, Walnüsse, Mandeln
150 g Emmentaler, Edamer
250 g getrocknete Aprikosen, Pflaumen, Pfirsiche

Grundsätzlich ist Kupfer kein Mikronährstoff, der als kritisch anzusehen ist. Im Falle eines Mangels sollte Kupfer immer zwischen den Mahlzeiten eingenommen werden. Kupferglukonat und -orotat sind laut Studien besser verfügbar als das häufiger vorkommende Kupfersulfat.

Coenzym Q10

Coenzym Q10 wird aus Phenylalanin und den Vitaminen B_3, B_5, B_9 und B_{12} in der Leber synthetisiert. Es ist in jeder Zelle vorhanden und essentieller Bestandteil der oxidativen Phosphorylierung, die, wie schon besprochen, unter Sauerstoffverwendung in den Mitochondrien stattfindet (Zellatmung). Es ist eine vitaminähnliche Substanz und wird im Idealfall vom Körper selbst produziert, aber auch über die Nahrung zugeführt. Vor allem in sehr stoffwechselaktiven Organen, wie z.B. dem Herzmuskel, der Leber und den Nieren, kommt es sehr konzentriert vor. Dies sind auch die Organe, welche bei einer Unterversorgung als erstes in ihrer Funktion eingeschränkt sind.

Wirkungsweise

Q10 wirkt als ein Allrounder in allen menschlichen Zellen, die als Biokatalysatoren für die Energieerzeugung zuständig sind. Wir haben in etwa 0,5 bis 2 g im Körper gespeichert und nehmen zusätzlich noch ca. 5 bis 10 g über die Nahrung auf. Q10 wirkt zudem als Antioxidans. Viele Studien weisen darauf hin, dass es in den Bereichen der Haut, dem Herz-Kreislauf-System, für die Nerven, bei Parkinsonpatienten, bei Entzündungen, gegen Infektionen, bei Aids und auch für eine stärkere Muskulatur positive Effekte haben soll. Außerdem wird die Fettverbrennung bei einer täglichen Zufuhr von 90 mg gefördert. Dies funktioniert über die Aktivierung der UCPs (uncoupling proteins), welche im braunen Fettgewebe zu finden sind. Q10 aktiviert diese Proteine und es erfolgt eine verbesserte Fettverbrennung.

Q10-Räuber sind Medikamente wie z.B. cholesterinsenkende Statine (CSE-Hemmer) und Betablocker.

Coenzym Q10 kommt in zwei Formen vor: als Ubiquinol und als Ubiquinon. Beide sind für die zelluläre Energiegewinnung unverzichtbar. Ubiquinon ist die oxidierte Form von Coenzym Q10, Ubiquinol die aktive Form.

Hat der Körper nicht genug Coenzym Q10, kann er auch nicht genug Energie in Form von ATP produzieren.

Tagesbedarf/Einnahme

Zum Tagesbedarf machen führende Wissenschaftler sehr unterschiedliche Angaben. In Europa wird ein Tagesbedarf zwischen 30 und 120 mg empfohlen.

Ausdauersportler haben einen täglichen Bedarf von 3 bis 4 mg/kg KG.

Die therapeutische Dosis liegt bei 3 mg/kg KG täglich über einen Zeitraum von zwei bis drei Wochen.

Bei Herzinsuffizienzpatienten, die mit einer Dosis von 240 bis 360 mg Q10 behandelt wurden, konnten gute Erfolge erzielt werden.

Lebensmittel mit hohem Q10-Anteil:

Fleisch
Fisch
Nüsse
Hülsenfrüchte
Sesamsamen
Sonnenblumenkerne
Pflanzenöle
Kohl
Zwiebeln
Kartoffeln
Spinat
Rosenkohl/Kohlsprossen
Brokkoli

Übermäßiges Erhitzen beim Kochen kann das Coenzym zerstören.

Ein Mangel tritt insbesondere bei Rauchern und bei hohem Alkoholkonsum auf. Aber auch in enormen Stresssituationen und bei Sportlern ist ein Mehrbedarf gegeben.

Die Produktion von Q10 geht mit fortschreitendem Alter zurück. Deshalb empfiehlt es sich, ab dem vierzigsten Lebensjahr seinen Status regelmäßig kontrollieren zu lassen und einen Mangel gegebenenfalls auszugleichen. Die ATP-Produktion kann ohne Q10 nicht stattfinden. Bei einer Unterversorgung kann der Körper daher weniger Energie produzieren und es entstehen auch vermehrt freie Radikale. Der Alterungsprozess wird beschleunigt. Q10 hat auch die Fähigkeit, freie Radikale zu binden und unschädlich zu machen, ähnlich wie Glutathion und Vitamin C.

	Energie-stoff-wechsel	Nerven-system	Hämo-globin-synthese	Immun-system	Anti-oxidans
Wasserlösliche Vitamine					
Vitamin B_1	X	X			
Vitamin B_2	X	X			
Vitamin B_3	X	X			
Vitamin B_5	X	X			
Vitamin B_6	X	X	X	X	
Vitamin B_{12}		X	X		
Folsäure		X	X		
Biotin	X			x	x
Vitamin C					
Fettlösliche Vitamine					
Vitamin A				x	x
Vitamin E				x	x

Bedeutung der unterschiedlichen Vitamine für die Aufrechterhaltung verschiedener Körperfunktionen

Quelle: Universität Bochum, Lehrstuhl für Sportmedizin und Sporternährung

9. Spezielle Mikronährstoffe und Vitamine im Sport

Eine optimale Mikronährstoffzufuhr durch natürliche Lebensmittel ist heutzutage für sehr viele Sportler nicht mehr umsetzbar. Somit wird versucht, diesen Mangel durch die Einnahme diverser Präparate auszugleichen. Oft werden jene willkürlich eingenommen, die neben Leistungsoptimierung auch hohe Qualität versprechen. Bei genauem Hinsehen ist dies aber leider nicht der Fall. Insbesondere dann, wenn diese Ergänzungen im Internet bestellt werden. Bei unsachgemäßer Einnahme können sogar starke Nebenwirkungen auftreten. Wird jedoch eine professionelle Blutanalyse durchgeführt und im Anschluss eine auf den jeweiligen Sportler bezogene Mikronährstoffempfehlung abgegeben, können, dank dieser präventiven bzw. therapeutischen Maßnahmen, schon bald erste sportliche Erfolge verzeichnet werden.

Eine aktuelle Studie aus dem Jahr 2017 zeigt, dass auch im Breitensport Mikronährstoffe eingenommen werden. „Regeneration, Gesunderhaltung, Leistungssteigerung, Prävention von Krankheiten und zur Kompensation eines schlechten Lebensstils" werden als Hauptgründe für eine Supplementation angegeben.

Rezente Arbeiten zeigen, dass in vielen Ländern Mikronährstoffe vor allem im Breitensport zugeführt werden. Im Rahmen eines deutschen Forschungsprojekts wurde das individuelle Gesundheitsverhalten von 1.138 SportlerInnen im Nachwuchsbereich untersucht. Dabei wurde festgestellt, dass über 90 % der Aktiven mindestens einmal im Monat Mikronährstoffe einnehmen. 25 % davon sogar täglich (z.B. Vitamin D oder Magnesium). Studien aus unterschiedlichen Ländern ergaben, dass über 90 % der Athleten aus Kanada, Australien oder den Niederlanden regelmäßig Mikronährstoffe supplementieren.

Antioxidative Regulation

Vitamin C, Vitamin E, β-Carotin, Selen, Zink sowie sekundäre Pflanzenstoffe bieten Schutz vor freien Radikalen.

Die Cofaktoren Selen, Kupfer und Mangan sind für die körpereigenen enzymatischen Schutzsysteme von großer Bedeutung. SOD, GPx., KAT benötigen die oben genannten Spurenelemente, damit sie ihre Arbeit ordnungsgemäß verrichten können.

Omega-3-Fettsäuren EPH/DHA

Omega-3-Fettsäuren gehören zu den essentiellen Fetten. Da unser Körper sie nicht herstellen kann, müssen wir sie über die Nahrung zuführen.

Wirkungsweise

Das Aufgabengebiet der Omega-3-Fettsäuren ist sehr vielseitig. Sie unterstützen unser Abwehrsystem, fördern einen gesunden Stoffwechsel, schützen vor Infektionen und Entzündungen, beeinflussen die Hormonproduktion und noch vieles mehr.

Sowohl in Deutschland als auch in den USA weisen Leistungssportler niedrige Spiegel der Omega-3-Fettsäuren Eicosapentaensäure (EPA) und Docosahexaensäure (DHA) in Erythrozyten auf, gemessen mit der Methode „HS-Omega-3-Index. Diese Spiegel korrelieren mit Spiegeln von EPA und DHA in allen anderen Zellen, die man bisher untersucht hat, und sind eng mit klinisch relevanten Endpunkten verbunden (Clemens von Schacky, Präventive Kardiologie, Medizinische Klinik I, LMU München).

Einteilung Omega-3-Fettsäuren und Omega-6-Fettsäuren

Gesättigte (GFS) und einfach ungesättigte Fettsäuren (EUFS) werden im Körper zu Energie umgewandelt. Mehrfach ungesättigte Fettsäuren (MUFS) werden als Baustoff verwendet.

Die MUFS werden nochmal unterteilt in Omega-3- und Omega-6-Fettsäuren, die sich unterschiedlich auf unsere Gesundheit auswirken. Mehrfach ungesättigte Fettsäuren bilden nicht nur Zellmembranen, sondern aus ihnen werden die sogenannten Eicosanoide gebildet. Eicosanoide sind Botenstoffe des Immunsystems, die den normalen Ablauf von Entzündungsreaktionen regulieren. Entscheidend dabei ist, dass aus Omega-6-Fettsäuren entzündungsfördernde Eicosanoide und aus Omega-3-Fettsäuren entzündungshemmende Eicosanoide gebildet werden. Dies ist nicht sofort als negativ zu bewerten, da wir auch entzündungsfördernde Stoffe benötigen. Entscheidend ist, dass ein Gleichgewicht zwischen diesen beiden aufrechterhalten wird (im Idealfall 3:1). Da kommt jetzt unsere Ernährung ins Spiel. Das Problem liegt im Enzymsystem, das den Aufbau der Omega-3- und -6-Fettsäuren zu Eicosanoiden durchführt. Damit Eicosanoide aufgebaut werden können, müssen die Kohlenstoffketten der Fettsäuren verlängert und Doppelbindungen hinzugefügt werden. Der Haken dabei ist, dass beide Fettsäuren das gleiche Enzymsystem nutzen, das bedeutet, Omega-3- und Omega-6-Fettsäuren konkurrieren um das Enzymsystem. Unsere Ernährung ist allerdings sehr Omega-6-reich, wie zum Beispiel durch raffinierte Pflanzenöle und Fertigprodukte. Bei unserer heutigen Ernährung kommen wir häufig auf **eine** Omega-3- zu **10 bis 50** Omega-6-Fettsäuren. Bei der Verwendung des Enzymsystems setzen sich die Omega-6-Fettsäuren durch und es werden vermehrt entzündungsfördernde Eicosanoide gebildet. Es wird ein entzündungsförderndes Milieu geschaffen. Viele chronische Erkrankungen können durch diese Situation gefördert werden. Dies ist der Grund, warum das Verhältnis von Omega-3- zu Omega-6-Säuren so niedrig wie möglich gehalten werden soll.

Omega-6-reich sind raffinierte Pflanzenfette, Margarine und Fertigprodukte. Diese sollten vermieden oder reduziert werden.

Omega-3-reich sind Hering, Makrele und Lachs, Leinsamen und Walnüsse. Fettreiche Seefische haben den Vorteil, dass die Fettsäuren bereits umgewandelt vorliegen und unser Körper sie direkt in die Eicosanoide umwandeln kann, ohne das Enzymsystem verwenden zu müssen.

Omega-3-Fettsäuren

Die wichtigste Form für den menschlichen Organismus sind die α-Linolensäure (ALA) sowie die Eicosapentaensäure (EPA) und die Docosahexaensäure (DHA). Die wichtigsten Funktionen von Omega-3-Fettsäuren sind unter anderem die Reduzierung von Schmerzen, die Produktion von entzündungshemmenden Eicosanoiden, die Regulierung des Blutdrucks, die Steigerung der Flexibilität der Zellmembranen und noch vieles mehr.

Omega-6-Fettsäuren

Die wichtigsten Vertreter sind die Linolsäure sowie die Arachidonsäure und die γ-Linolensäure. Sie sind Bestandteile der Zellmembranen, senken den negativen LDL-Cholesterinwert, aber leider auch den positiven HDL-Wert. Zusätzlich haben Eicosanoide eine gefäßverengende Wirkung. Omega-6-Fettsäuren beeinflussen Wachstums- und Reparaturprozesse des Körpers positiv.

Omega-9-Fettsäuren

Sie haben einen positiven Einfluss auf das Herz-Kreislauf-System sowie auf den Cholesterinspiegel. Sie unterstützen im Bereich der Nervenzellenkommunikation. Der Körper kann selbst Omega-9-Fettsäuren aus gesättigten Ölen herstellen. Sie sind also nicht essentiell.

Tagesbedarf/Einnahme

Die Angaben sind sehr unterschiedlich, vor allem europäische und amerikanische Empfehlungen werden sehr kontrovers diskutiert.

Die Experten der DGE empfehlen, 0,5 % der gesamten Energie über α-Linolensäure aufzunehmen. Das entspricht etwa 1,5 g pro Tag. Während die am häufigsten verwendeten Raps- und Sojaöle etwa 7–10 % ALA enthalten, zeichnet sich Leinöl mit bis zu 60 % als beste Nahrungsquelle aus. Bereits ein Esslöffel Leinöl liefert etwa 2–4 g ALA. Auch Walnuss-, Raps- oder Hanföl sind wertvolle Lieferanten, ebenso Leinsamen und ganze Walnüsse.

Nicht nur die europäische Behörde für Lebensmittelsicherheit (EFSA) hat im Jahr 2010 einen Artikel veröffentlicht, in dem als Referenz 250 mg EPA und/oder DHA genannt werden, auch die Deutsche Gesellschaft für Ernährung

(DGE) gibt dieselbe Empfehlung. Es gibt aber auch amerikanische Gesundheits- und Regierungsorganisationen, die bis zu 600 mg als Richtwert nennen.

Zu therapeutischen Zwecken, z.B. für die Herz-Kreislauf-Gesundheit, sollten es um 1.000 mg EPA/DHA sein.

Der Tagesbedarf eines erwachsenen Menschen an Omega-3-Fettsäuren liegt also bei 500 mg EPA + DHA sowie 2 g α-Linolensäure.

Sportler haben bei umfangreichen Trainingseinheiten einen deutlich höheren Kalorien- und Nährstoffverbrauch als normale Menschen. Gerade die Regenerationsphase ist von der Omega-3-Aufnahme positiv beeinflusst. Amerikanische Ernährungsforscher empfehlen eine Aufnahme von 1 bis 2 g EPA und DHA. Beim normalen Freizeitsport reichen jedoch die üblichen 300 mg EPA und DHA pro Tag. Der Tagesbedarf an 300 mg EPA und DHA lässt sich bereits mit einer Portion Fisch von 100 bis 200 g, 10 g Leinsamen oder 20 g Walnüssen abdecken.

Bei der Einnahme von sehr kleinen Dosen gilt es zu beachten, dass zur Aufspaltung die Enzyme der Bauchspeicheldrüse und eine Aktion der Galle vonnöten sind. Mehrere Gramm sind notwendig. Sollte nur eine Dosis von weniger als 1 g aufgenommen werden, ist eine Aufspaltung und daher auch eine Aufnahme sehr unwahrscheinlich, da diese Mengen den Darm einfach nur passieren. Pflanzliche Omega-3-Fettsäuren werden nicht verstoffwechselt, sondern verbrannt, also als Energie genutzt. Daher ist keine biologische Wirkung gegeben.

Um den ganzen Diskussionen und den verschiedenen Empfehlungen zu entkommen und mehr Klarheit zu erhalten, sollte man vielleicht auf den von Clemens von Schacky empfohlenen „HS-Omega-3-Index“ zurückgreifen. Mit diesem Messverfahren wird der Gehalt der Membranen der roten Blutkörperchen an EPA und DHA bestimmt, der exemplarisch für den anderer Gewebe und Organe ist. Bei einer guten Versorgung liegt der HS-Omega-3-Index im Bereich zwischen 8 und 11 %. Leider liegt der HS-Omega-3-Index bei den meisten Menschen unterhalb des optimalen Wertes – und das kann gefährlich werden. Bei einem Wert unter 4 % ist das Eintreten des plötzlichen Herztods zehnmal wahrscheinlicher als bei einem hohen Anteil.

Kreatin

Kreatin ist eines der beliebtesten Supplemente im Kraftsport. Es hat jedoch weitere positive Effekte, die auch im Ausdauersport, in der Regeneration und im medizinischen Bereich hilfreich sein können.

Wirkungsweise

Die Liste von Studien über die Wirksamkeit von Kreatin ist lang: Energiebereitstellung, Muskelaufbau, Schutz der Zellmembranen, Förderung der Zellhydration, Verbesserung des Zellvolumens, indem Wasser einschleust wird, was wiederum den Proteinstoffwechsel in der Zelle verbessert, sind nur einige wichtige Themen. Auch die Synthese des Speicherkohlenhydrats Glykogen steht in engem Zusammenhang mit dem Volumen der Körperzellen. Weitere durch Studien belegte Wirkungen sind die Verbesserung der körperlichen Leistungsfähigkeit, Kreatin wirkt positiv auf die kognitive Leistung, es erhöht die Magermasse des Körpers (lean body mass), es reduziert Ermüdungserscheinungen und kann das allgemeine Wohlbefinden verbessern.

Kreatin spielt vor allem in der Energiegewinnung eine besondere Rolle. Es wird durch das Enzym Kreatinkinase in Kreatinphosphat umgewandelt. Kreatinphosphat steht nun als Energievorrat für die Muskulatur (kurzfristige Belastungen) zur Verfügung. Aber nicht nur die Muskulatur nutzt das vorhandene Kreatin, sondern auch im Gehirn und bei vielen anderen Stoffwechselvorgängen kann es verwendet werden. Da durch Kreatin auch die Proteinsynthese stimuliert wird, haben vor allem ältere und kranke Menschen einen positiven Effekt zu verzeichnen, da gerade in dieser Lebensphase der Muskelabbau erhöht ist und Kreatin die noch vorhandene Muskelmasse vor einem weiteren Abbau schützen kann. Auch Menschen, die eine Diät durchführen, können von einer Kreatinsupplementierung profitieren. Es wird außerdem noch diskutiert, ob Kreatin vor Erkrankungen wie Parkinson oder ALS (amyotrophe Lateralsklerose) durch seine neuroprotektiven Wirkungen schützen kann. Rezente Studien weisen darauf hin, dass Kreatin für unser Gehirn, unsere Nervenfunktionen essentiell ist. Dies gilt besonders für Vegetarier und ältere Menschen.

Kreatinformen

Die natürlich im Körper vorkommende Form des Kreatins ist Kreatinmonohydrat. Es gibt noch viele unterschiedliche Formen von Kreatin. Vergleichende Studien konnten bisher keine Unterschiede der verschiedenen Kreatinarten hinsichtlich Wirkung oder Akkumulation in den Muskelzellen nachweisen. Kreatin-Magnesium-Chelat kann als einzige Kreatinform eine Verbesserung der Muskelkraft ermöglichen, ohne eine Zunahme des Wassergehalts im Körper zu verursachen.

Kreatinsynthese

Der Körper gewinnt aus der aufgenommenen Nahrung die Aminosäuren Glycin, Arginin und Methionin und bildet daraus Kreatin.

Der erste Schritt dieser Synthese findet in den Nieren und der Bauchspeicheldrüse statt. Das Enzym AGAT verbindet die zwei Aminosäuren Arginin und Glycin miteinander zu Guanidinoacetat (GA). Die Leber nimmt das GA auf und wandelt es mithilfe des Enzyms GAMT und einem Derivat der Aminosäure Methionin zu Kreatin um. Anschließend wird das Kreatin zu den Zielorganen – z.B. Skelettmuskulatur, Herz und Gehirn – transportiert. Der Kreatintransporter (KrT) befördert das Kreatin dort in die Zellen. In diesem Zusammenhang sollte man wissen, dass Arginin und vor allem Methionin nur eingeschränkt verfügbar sind. Deshalb ist es nötig, ausreichend Lebensmittel zu sich zu nehmen, die reich an Methionin sind.

Tagesbedarf/Einnahme

Kreatin wird nur schlecht von den Muskeln aufgenommen. Über die Vermittlung von Insulin wird jedoch die Absorption deutlich gesteigert. Daher empfehlen Forscher eine begleitende Aufnahme von Kohlenhydraten. Der Tagesbedarf an Kreatin beträgt in Abhängigkeit von der körperlichen Aktivität zwischen 1 und 6 g.

Ein Großteil der aktuellen Forschungsstudien arbeitete mit einer Aufladephase zu Beginn einer Supplementation. Solche Hochdosisstrategien sind aber eigentlich unnötig. Aktuelle Studien belegen, dass der Kreatinspiegel im Körper bei täglicher Einnahme von 3 bis 5 g nach drei bis vier Wochen genauso hoch ist wie nach einer hochdosierten Einnahme zu Beginn. Koffein scheint die Wirkung von Kreatin abzuschwächen, deshalb sollte ein Abstand von mindestens zwei Stunden zwischen einer Einnahme von Kreatin und Koffein eingehalten werden. Ideale Einnahmezeit ist eine Stunde vor oder unmittelbar nach dem Training zusammen mit Kohlenhydraten oder/oder Proteinen. Da dies die Aufnahme in der Muskulatur verbessert.

Lebensmittel, die den täglichen Bedarf an Kreatin decken:

500 g Hering

500 g Thunfisch

500 g Schweinefleisch

500 g Rindfleisch

Kochen zerstört einen Teil des Kreatingehalts in Fisch und Fleisch. Alle Personen, die ihre Nahrungsaufnahme nicht ausgewogen gestalten und wenig Fisch und Fleisch essen, haben wahrscheinlich auch einen niedrigeren Kreatinvorrat im Körper.

Nach dem aktuellen Stand der Wissenschaft hat die Einnahme von Kreatin keinerlei klinisch relevante Nebenwirkungen.

β-Alanin

Hierbei handelt es sich um die Vorstufe von L-Carnosin, welches sehr viele Wirkungen in unserem Organismus hat. Das Peptid Carnosin kommt vor allem innerhalb von Muskel- und Nervengewebe vor.

Wirkungsweise

β-Alanin wirkt als Säurepuffer, indem es Protonen (H^+) abfängt. Bei sportlich Aktiven verbessert es die körperliche Leistungsfähigkeit, indem es der Übersäuerung der Muskulatur entgegenwirkt. Es zögert die Ermüdung hinaus und verbessert zusätzlich noch die Kontraktionsfähigkeit des Muskels. Seine optimale Wirkung kann es vor allem bei kurzen und sehr intensiven Belastungen (60–240 Sekunden) erreichen. Häufig ist eine Kombination mit Kreatin von Vorteil. Für den Bereich der Entsäuerung und der Leistungssteigerung kann es auch mit Natriumbikarbonat kombiniert werden, um sowohl die extra- als auch intrazelluläre Pufferkapazität zu verbessern.

Hauptwirkungen von β-Alanin:

- Steigerung der Leistung und Muskelkraft,
- Steigerung der Muskelmasse,
- Verzögerung der Muskelermüdung,
- Steigerung der aeroben und anaeroben Ausdauer,
- Ermöglichung eines längeren und härteren Trainings.

Tagesbedarf/Einnahme

Die empfohlene Tagesdosis beträgt 4–6 g, aufgeteilt auf Einzeldosen von 1 g zu den Mahlzeiten, oder 10 mg pro kg Körpergewicht auf einmal. Die maximale Wirkung tritt erst nach einer sogenannten Ladephase von vier bis sechs Wochen ein.

Lebensmittel, die den täglichen Bedarf an L-Alanin decken:
125 g Rindfleisch
200 g verschiedene Fischerzeugnisse
250 g Rebhuhn
300 g getrocknete Champignons
350 g Sojamehl

Ein β-Alanin-Mangel kann sich durch schnelle Muskelermüdung, Verringerung der Muskelmasse sowie reduzierte Leistung der Muskelkraft äußern.

β-Alanin in Kombination mit Bicarbonat

Natriumbicarbonat ($NaHCO_3$) dient, ähnlich wie Carnosin, als Puffer gegen Übersäuerung. Dies gilt sowohl im Muskel, aber auch außerhalb der Muskulatur (Blutplasma).

Eine Supplementation von Natriumbicarbonat vor dem Sport (ein bis zwei Stunden) wirkt leistungssteigernd. Dies gilt vor allem bei kurzen, hochintensiven physischen Belastungen. Eine Kombination von beiden Supplementen könnte diesen Effekt, wenn auch nur leicht, verstärken, was aber noch durch weitere Studien bestätigt werden muss. Man sollte beachten, dass es bei einer hohen Einzeldosierung kurz vor dem Sport zu Nebenwirkungen im Magen-Darm-Bereich kommen kann. Dies kann durch Gaben in mehreren Dosen (viermal täglich) ab dem sechsten Tag vor einem Wettkampf verhindert werden (siehe unter Übersäuerung und Regeneration).

Wirkungsweise

Carnosin wird in der Muskulatur aus den Aminosäuren Histidin und β-Alanin gebildet. Histidin steht für die Carnosinsynthese ausreichend zur Verfügung, β-Alanin ist jedoch der limitierende Faktor. Deshalb kann man die Carnosinsynthese optimieren, wenn β-Alanin zugeführt wird. Weshalb eine direkte Carnosinsupplementation keinen Sinn macht, ergibt sich daraus, dass Carnosin im Verdauungstrakt wieder in Histidin und β-Alanin aufgespaltet wird.

Bei der Supplementierung mit einer Einzeldosis β-Alanin kann bei einer Menge über 0,8 g Kribbeln/Prickeln (Parästhesie) unter der Haut auftreten. In vielen Studien wurde daher in der ersten Supplementierungswoche eine reduzierte Dosis eingesetzt, um eine Eingewöhnung zu erlauben und Nebeneffekte zu reduzieren. Eine Supplementierung benötigt vier bis zehn Wochen. Damit kann eine Erhöhung der Carnosinspeicher um ca. 40–80 % erreicht werden. Es ist bisher jedoch nicht bekannt, welche Dosierungen über welche Zeiträume für den optimalen oder maximalen Effekt benötigt werden, welche Dosis für eine Ladungserhaltung benötigt wird oder wie lange die Ladung überhaupt aufrechterhalten werden kann oder soll bzw. ob eine längere Supplementierung Nebeneffekte bewirkt. Weil Carnosin im Muskel nicht abgebaut und nur sehr langsam ausgeschieden wird, dauert es nach dem Absetzen von β-Alanin bis zu vier Monate, bis der Carnosinlevel wieder auf dem Ausgangsniveau angelangt ist. Es gibt auch sogenannte „Slow-release-“ oder „Sustained-release“-β-Alanine, die die Supplementierung vereinfachen, da die Nebeneffekte reduziert werden und höhere Dosen möglich sind.

Dosierungsbeispiel:

4 x tgl. 400 mg (0,4 g) β-Alanin, Portionen durch 3 h getrennt, oder
2 x tgl. 800 mg (0,8 g).

Jod

Jod gilt als essentielles Spurenelement und wird über die Nahrung aufgenommen. Die Schilddrüse benötigt Jod, da sie sonst nicht in der Lage ist, die für viele Funktionen nötigen Schilddrüsenhormone Thyroxin T4 und Trijodthyronin T3 zu produzieren.

Wirkungsweise

Jod ist für eine Fülle von Funktionen im Körper notwendig. Der Sauerstoffverbrauch der Zellen, die Verstoffwechselung von Kohlenhydraten, Fetten und Eiweißen und die Differenzierungsvorgänge im Wachstum sind die wichtigsten Bereiche im Sport, die unter den Einflüssen der Schilddrüse nur mit einer optimalen Jodversorgung ablaufen können.

Im Detail sind die Schilddrüsenhormone an der Steuerung des Knochenstoffwechsels (Auf- und Abbau), der Regulation der Körpertemperatur (Erhöhung) sowie am Blutdruck (Erhöhung) und an der Beschleunigung des Herzschlages beteiligt.

Tagesbedarf/Einnahme

Die Dosierungsempfehlungen für sportlich sehr Aktive und Leistungssportler liegen aktuell bei 100 bis 200 µg Jod täglich.

Lebensmittel, die den täglichen Bedarf an Jod abdecken:

100 g Scholle, Krustentiere, Seelachs

100 g Dorsch, Kabeljau

200 g Makrele, Heilbutt, Hering, Thunfisch

5 g jodiertes Speisesalz

500 ml Milch

Einen guten Hinweis zum Jodstatus gibt eine Messung im Urin. Ein Wert von 100 bis 200 µg/l liegt im Normbereich eines Erwachsenen.

50–99 µg/l = Hinweis auf einen leichten Jodmangel

20–49 µg/l = Hinweis auf einen moderaten Jodmangel

20 µg/l = Hinweis auf einen schweren Jodmangel

Bei einer Unterversorgung mit Jod kann es zu vielen unterschiedlichen Symptomen kommen. Vor allem bei jugendlichen Sportlern, die sich noch im Wachstum befinden, ist die Versorgung sehr wichtig, da sich bei einem Mangel rasch Symptome wie z.B. Konzentrationsstörungen oder Leistungsschwächen zeigen können. Auch für die körperliche und geistige Entwicklung ist die optimale Versorgung mit Jod von Bedeutung.

Sportler haben einen Jodverlust von ca. 30–40 µg pro Liter Schweiß. Daher muss besonders im Ausdauersport auf eine ausreichende Versorgung geachtet werden.

Mangelerscheinungen:

- Müdigkeit und Kraftlosigkeit,
- schuppige, blasse und trockene Haut,
- Antriebslosigkeit,
- gesteigertes Schlafbedürfnis,
- Konzentrationsstörungen,
- Kälteempfindlichkeit.

Liegt der Verdacht eines Jodmangels vor, ist auch eine Untersuchung der Schilddrüsenparameter TSH, T3 und T4 zu empfehlen. Bei einem Jodmangel ist der TSH-Wert erhöht.

Conclusio

Jod liegt in der Nahrung hauptsächlich in Form von Jodid vor. Kann über die normale ausgewogene Ernährung (Seefisch, Jodsalz) eine ausreichende Versorgung nicht sichergestellt werden, ist eine Supplementation zu empfehlen. Die beste Aufnahmeform ist Natriumjodid. Es sollte weiters auf ein Reinsubstanzprodukt geachtet werden. Besonders Vegetarier und Veganer sollten auf eine ausreichende Versorgung achten. Zur besseren Verträglichkeit sollte Jod nach einer Mahlzeit mit viel Flüssigkeit eingenommen werden.

Natriumbicarbonat

Der Einsatz von Natriumbicarbonat im Sport kann in speziellen Situationen Sinn machen. Es gilt jedoch zu beachten, dass eine individuelle, an den jeweiligen Sportler angepasste Empfehlung erfolgen muss.

Wirkungsweise

Bicarbonat ist die wichtigste Puffersubstanz im Blut. Der Ruhe-pH-Wert wird vom Körper sehr genau eingestellt und liegt zwischen 7,35 und 7,45. Es gibt verschiedene Puffersubstanzen (im Blut und den Zellen), die anfallende Stoffwechselprodukte (Säuren, Basen) abpuffern. Der Stoffwechsel und die damit einhergehende Enzymfunktion werden vom pH-Wert beeinflusst.

Basenpulver Natriumbicarbonat

Ein ausgewogener Säure-Basen-Haushalt liefert die Grundlage dafür, dass alle Vorgänge im Körper optimal ablaufen können und Leistungsfähigkeit und Vitalität lange erhalten bleiben.

Die ideale Zusammensetzung ist eine Kombination von Natriumbicarbonat, Calciumcarbonat, Kaliumcitrat, Magnesiumcitrat, Natriumhydrogenphosphat. Es ist darauf zu achten, dass nur Wirkstoffe enthalten sind und ein Präparat frei von jeglichen Zusatzstoffen ist.

Tagesbedarf/Einnahme

Eine tägliche Einnahme in einem zeitlichen Abstand nach einer Mahlzeit (ca. 30 Minuten) lässt den Körper in ein optimales Gleichgewicht balancieren (zwei- bis dreimal täglich nach dem Essen). Als Abendtrunk empfiehlt es sich, diesen ca. 40 Minuten vor dem Zubettgehen einzunehmen. Ein gehäufter Teelöffel (ca. 4 g) mit 200 ml Wasser erzielt eine optimale Wirkung.

Natriumbicarbonat ist als Monatskur oder zur täglichen Ergänzung einer gesunden und ausgewogenen Ernährung für einen normalen Säure-Basen-Stoffwechsel möglich. Es kann aber auch länger eingenommen werden.

Es sollten immer Carbonatverbindungen mit Kalium, Calcium und Magnesium enthalten sein.

Lebensmittel, die den täglichen Bedarf an Natriumbicarbonat abdecken:

Natriumbicarbonat ist in den meisten Mineralwasserprodukten enthalten. Allerdings entsteht durch sportliche Aktivität ein Mehrbedarf, welcher nicht über Mineralwasserprodukte gedeckt werden kann.

Wie oben erwähnt, müsste ein täglicher Natriumbicarbonat-Abendtrunk zu sich genommen werden, um den täglichen Bedarf zu decken.

Ein Mangel an Natriumbicarbonat äußerst sich durch Reizungen des Magen-Darm-Trakts, Übersäuerung, Völlegefühl, Rheuma, Gicht, Fettsucht und Sodbrennen sowie nässende und juckende Ekzeme.

Anmerkung zum Backpulver

Natron und Soda sind nicht identisch. Soda und Natron sind zwar verwandte Stoffe, allerdings mit einem kleinen aber wesentlichen Unterschied.

Natron = Natriumhydrogencarbonat

Soda = Natriumcarbonat

Sowohl Natron als auch Soda basieren auf Natrium und sind Carbonate. Der Unterschied besteht im „hydrogen“, der Wasserstoffkomponente. Beim Natron verbindet sich das Carbonat mit einem Natriumatom und einem Wasserstoffatom. Beim Soda wird das Wasserstoffatom mit einem weiteren Natriumatom ersetzt.

Bei der Verwendung von Soda sollte Acht gegeben werden, da es Haut, Augen und Atemwege reizt.

Natron wird häufig in der Küche eingesetzt, kommt in vielen Lebensmitteln als Lebensmittelzusatzstoff E500 vor und ist ein Inhaltsstoff von Backpulver.

Vitamin D_3

Das fettlösliche, hitzebeständige Vitamin kann leicht durch Sauerstoff- und Lichteinwirkung geschädigt werden. In tierischen Lebensmitteln kommt das Vitamin D als Cholecalciferol (Vitamin D_3) oder als Provitamin 7-Dehydrocholesterol vor. Pflanzliche Quellen enthalten nur geringe Spuren von Vitamin D_2 und können somit als Lieferanten vernachlässigt werden.

Vitamin D kann unter Einwirkung von UV-B-Strahlung aus 7-Dehydrocholesterol gebildet werden. Außerdem wird in weiteren Metabolisierungsschritten in Leber und Niere Cholecalciferol (Vitamin D_3) zu biologisch aktiven Vitamin-D-Formen umgewandelt.

Wirkungsweise

Das Sonnenvitamin hat maßgeblichen Einfluss auf die Muskelproteinsynthese (es wird Muskelmasse aufgebaut), die Muskelkraft und Muskelgröße, die Muskelkoordination, die Reaktionszeit der Muskulatur, die Ausdauer, auf Entzündungsprozesse und die Stabilität des Immunsystems. All diese Eigenschaften sind Voraussetzungen für die mentale und psychische Gesundheit eines jeden Sportlers. Es wird daher jedem Sportler nahegelegt, seinen Vitamin-D_3-25-OH-Status messen zu lassen und bei Bedarf zu ergänzen. Der Idealwert liegt nach aktueller Studienlage bei 50 bis 60 ng/ml oder 125 nmol/l.

Vitamin D_3 wirkt auch anregend auf die Testosteronproduktion. Testosteron ist ein wichtiger Faktor für die sportliche Leistung, da es die Muskelmasse erhöht, während der Körperfettgehalt gleich bleibt oder sogar reduziert wird.

Zbigniew Jastrzebski und seine Kollegen konnten in einer Studie eine signifikante Erhöhung der VO_2max bei 14 Profiruderern feststellen, die täglich 6.000 IE Vitamin D_3 erhielten. Die VO_2max gibt die Menge an Sauerstoff an, die ein Sportler pro Minute während einer Belastung nutzen kann.

Eine RCT (randomisiert-kontrollierte Studie) zeigte, dass die Gabe von 4.000 IE Vitamin D_3 zu einer Verringerung der Entzündungsmarker in der Muskulatur führte. Graeme Close und Kollegen untersuchten dabei dreißig Sportler über acht Wochen, wobei diese immer wieder 100-m-Sprints und Senkrechtsprünge innerhalb eines bestimmten Zeitfensters durchführen mussten. Die Sportler erhielten täglich 5.000 IE Vitamin D_3. Es zeigte sich, dass die Sportler signifikant schneller wurden und sich auch die Zahl der

Senkrechtsprünge deutlich erhöhte. Darüber hinaus konnte nachgewiesen werden, dass eine einmal pro Woche erfolgte hohe Gabe von Vitamin D_3 bei einer Vergleichsgruppe keine Verbesserung bewirkte. Dies weist darauf hin, dass Vitamin D besser täglich supplementiert werden sollte.

Mehrere Studien (2016) wiesen nach, dass Vitamin D einen sehr positiven Einfluss auf die Leistungsfähigkeit des Herz-Kreislauf-Systems hat. Gemessen wurden der Sauerstoffverbrauch an der anaeroben Schwelle, die maximale Kraftanstrengung und die Bestleistung.

Tagesbedarf/Einnahme

Je höher der Vitamin-D_3-Spiegel in Studien war, umso besser waren die Leistung und die Sauerstoffaufnahme. Noch besser waren die Leistungsergebnisse, wenn Vitamin D_3 in Kombination mit Vitamin K_2 gegeben wurde. 4.000 bis 5.000 IE D_3 verbesserten nicht nur die sportliche Leistungsfähigkeit und die Kraftzunahme, sondern auch die Regeneration nach dem Sport. Die Dosis von Vitamin K_2 lag bei einer der aktuellen Studien bei 50 µg täglich. Idealerweise sollte man zusätzlich zur Supplementierung eine K_1-reiche Ernährung zu sich nehmen (also Blattgemüse).

Lebensmittel, die den täglichen Bedarf an Vitamin D_3 abdecken:

100 g Hering

120 g Lachs

500 g Thunfisch

Ein Vitamin-D_3-Mangel kann Rachitis auslösen. Zudem erhöht sich durch eine Unterversorgung das Risiko, an einem Mamma- oder Kolontumor zu erkranken. Außerdem hat ein Vitamin-D_3-Mangel negative Auswirkungen auf den Knochenstoffwechsel.

10. Laboruntersuchungen zum Übertraining

Übertraining beschreibt in der Sportmedizin eine chronische Überlastungsreaktion, die meist durch kontinuierlich zu hohe Trainingsintensitäten, zu hohes Trainingsvolumen und/oder unzureichende Regenerationszeiten zwischen den Trainingseinheiten ausgelöst wird. Das Leistungsniveau des betroffenen Sportlers sinkt.

(Paul Haber, 2005)

In der Frühphase eines möglichen Übertrainings lassen sich oft eine Verminderung von Speichereisen (Ferritin), TSH (Thyreotropin) und LH (Luteinisierendes Hormon) sowie ein Anstieg von FSH (Follikelstimulierendes Hormon), Harnstoff, Harnsäure und CPK nachweisen. In weiterer Folge stellen sich dann unter Umständen zusätzlich Blutbildauffälligkeiten (Anämie und Leukopenie) sowie Konzentrationsabnahmen metabolischer Parameter (Glukose, Laktat, Blutfette) und von Hormonen (fT3, FSH, Testosteron, Corticotropin und Cortisol) ein.

Eine isolierte Betrachtung dieser Basalwerte ist jedoch keinesfalls zielführend, da bei Sportlern häufig physiologisch bedingt auftretende Blutwerteveränderungen ähnliche Abweichungen – jedoch ohne wesentliche klinische Korrelation – bewirken können (zum Beispiel: Harnstoffanstieg durch Hämokonzentration, CPK-Anstieg durch erhöhten Zelluntergang bei intensiver Muskelbeanspruchung). Aus diesem Grund sollte nur eine sequenzielle Beurteilung, z.B. von Harnstoff (Marker verstärkter Eiweißabbau), durchgeführt werden. Ein relevanter Hinweis auf ein Übertraining ist jedoch auch in diesem Fall erst ein über Tage hinweg erhöhter Basalwert. Eine Einzelmessung sollte nicht als Messparameter herangezogen werden.

Mögliche trainingsbedingte Veränderungen eines Blutbefundes

Intensives Training kann sehr häufig zu einer Hyperhydratation und damit zu einer Verminderung des Plasmavolumens führen. Das Plasmavolumen ist außerdem bei regelmäßig trainierenden Personen häufig größer als bei untrainierten Menschen. Dies kann an den Komponenten des roten Blutbildes, wo trainierte Sportler durch ihr gesteigertes Plasmavolumen geringere Hämoglobin- und Erythrozytenkonzentrationen aufweisen, erkannt werden. Durch den gesteigerten intramuskulären Blutfluss während des Trainings wird eine Minderdurchblutung der Nieren verursacht. Dies führt nach einer intensiven körperlichen Belastung zu einer transienten Proteinurie. Dadurch ist nach dem Training die Kreatininkonzentration erhöht. Regelmäßiges Training führt jedoch zu einer Senkung des basalen Kreatininspiegels.

Weiters ist nach akuten Trainingsbelastungen eine Erhöhung der Werte von blutzirkulierenden Hormonen zu verzeichnen. Cortisol-, Wachstumshormon- und Testosteronwerte steigen an. Sehr lange andauernde Einheiten, wie sie von Marathonläufern oder Triathleten absolviert werden, können wieder zu einem Absinken des Testosteronspiegels führen.

Direkt nach intensiven Belastungen kommt es zu einer Steigerung der Leukozytenkonzentration sowie zu einem vermehrten Ausschütten von Akute-Phase-Proteinen (CRP, Interleukin-6, Ferritin, von-Willebrand-Faktor und Gerinnungsfaktor VIII), welche durch den vermehrten Zelluntergang und die damit verbundenen Entzündungsprozesse ausgelöst werden. Weiters werden intrazelluläre Bestandteile aus der Skelettmuskulatur und Leber frei, welche auch durch die intensiven Belastungen und die dadurch hervorgerufenen Zellschäden entstehen (ALAT = Alanintransferase, ASAT = Aspart-Aminotransferase, CPK = Creatininphosphokinase, LDH = Laktatdehydrogenase). Die Basalwerte von Ausdauersportlern zeigen außerdem niedrigere Leukozytenkonzentrationen als die von Teamsportlern.

Abschließend kann zu Laboruntersuchungen gesagt werden, dass Blut- und Harnanalysen eine wertvolle Methode darstellen, um Hinweise auf körperliche Einschränkungen zu bestätigen. Gerade bei sportlich Aktiven müssen jedoch immer die Auswirkungen auf die veränderte Blutzusammensetzung mitberücksichtigt werden, um unnötige Folgeuntersuchungen und Irreführungen zu vermeiden. Bei der Diagnostik des Trainingszustands oder von Übertrainingssyndromen gilt es durch die interindividuelle Variabilität zu beachten, dass durch Laborbefunde erhobene Basalwerte als nur bedingt brauchbar betrachtet werden können. In jedem Fall sollte eine Interpretation in Bezug auf Basalwerte sequenziell erhoben und analysiert werden. Eine gewissenhafte Anamnese (Ruhepuls) mit einer ausgiebigen körperlichen Begutachtung ist von größter Bedeutung und kann in Kombination mit den Laborwerten genauere Diagnosen ermöglichen. Es gibt bereits erste Studien, die eine zukünftige körperliche Entwicklung voraussagen. Allerdings sind noch weitere Untersuchungen nötig, um ein spezielles Markerprofil in der Sportmedizin zu erstellen.

Conclusio

Einer Stoffwechseloptimierung sollte, wenn möglich, immer eine Mikronährstoffvollblutanalyse vorausgegangen sein. Die Blutabnahme kann auch über den Hausarzt erfolgen. Es sollte jedoch besprochen werden, welche Art von Analyse durchgeführt werden soll: Serum- oder Vollblutanalyse, Speichel oder Urin. Das Analysespektrum ist sehr breit gefächert und im Idealfall sollte auch eine hämatokritkorrelierte Auswertung stattfinden. Diese Werte spiegeln die individuellen Blutbildverhältnisse (in Abhängigkeit von Alter, Geschlecht und erythrozytärer Zellmasse) wider.

Aufgrund all dieser Einflussmöglichkeiten benötigt es ein gewisses Fingerspitzengefühl, um eine klare Aussage über einen Trainingszustand machen zu können. Da Blutwertveränderungen nicht wahllos auftreten, sondern gewissermaßen gerichtet sind, ist es unter Umständen möglich, aufgrund einer spezifischen Befundkonstellation auf den Trainingszustand zu schließen.

11. Sportverletzungen und Operationen

Eine ausgewogene Ernährung spielt bei der Heilung nach Sportverletzungen und auch nach Operationen eine wichtige Rolle. Sie ist die Vorrausetzung für eine rasche Wundheilung, einen geringen Muskelmassenverlust und damit eine ideale Regeneration. Damit wir überhaupt alle Makronährstoffe richtig aufspalten und aufnehmen können, ist jedoch ein optimaler Mikronährstoffstatus von noch größerer Bedeutung. Ohne das Vorhandensein von B-Vitaminen und Magnesium können wir die nötigen Mikronährstoffe gar nicht aufnehmen. Wie schon besprochen, benötigen wir die Vitamine B_1, B_2, B_3, B_5, B_6, B_9, B_{12} und Magnesium, damit Kohlenhydrat-, Fett- und Eiweißstoffwechsel in Idealform ablaufen können. Durch die verletzungsbedingt erhöhte Stresssituation für den Organismus und die dafür nötigen Reparaturprozesse, die eingeleitet werden müssen, um das verletzte Gewebe wiederherzustellen, das Immunsystem zu stärken und um Infekte abzuwehren, entsteht ein deutlicher Mehrbedarf an Mikronährstoffen, der durch die herkömmliche Ernährung nicht mehr gewährleistet werden kann. Dies konnte durch zahlreiche Studien belegt werden. Ebenso konnte belegt werden, dass eine Versorgung mit Mikronährstoffen die Genesung nach Verletzungen und Operationen entscheidend positiv beeinflussen kann.

Im Falle eines Mangels verstoffwechseln Sportler nach Verletzungen – aber auch „normale" Patienten nach Operationen – über eine längere Zeit ihre körpereigenen Strukturproteine, womit der Funktionserhaltung des Sehnen- und Bandapparates keine ausreichenden Reserven zur Verfügung stehen. Die Elastizität der genannten Strukturen reduziert sich und Verletzungen ohne Fremdeinwirkungen können häufig die Folge sein.

Zudem kann nach Verletzungen und chirurgischen Eingriffen der Energieumsatz in Ruhe um 40 bis 80 % erhöht sein. Auch dies ist ein Zeichen für einen erhöhten Mehrbedarf, der auch durch eine gute ausgewogene Ernährung allein nicht zu bewerkstelligen ist.

Praktische Tipps nach Sportverletzungen

Entzündungshemmung, Abschwellung und Abtransport sind die wichtigsten Maßnahmen.

Ein Multispektrum als Basissupplementation und ein Enzymkomplex zur verbesserten Wundheilung und Regeneration sind eine gute Wahl.

Zusätzlich sollten noch die Aminosäuren Arginin und Glutamin zugeführt werden. Sie sind unter anderem erforderlich für das Zellwachstum und die Neubildung von Blutgefäßen. Zudem unterstützen sie die Kollagensynthese sowie die Produktion und Funktion von Leukozyten.

Auch Nukleotide können nach intensiven Trainingseinheiten, Wettkämpfen und Verletzungen sowie Operationen sehr hilfreich sein. Sie sind vor allem für die Zellgewebeneubildung von Bedeutung, dienen aber auch als Botenstoffe.

Was, wann, wie viel und warum

Mikronährstoffe übernehmen in Form von Antioxidantien und Cofaktoren in vielen Stoffwechselprozessen wichtige Aufgaben im Bereich der Wundheilung. Schon ein Mangel eines einzigen Stoffes verzögert den Heilungsprozess.

Die für die Wundheilung wichtigsten Mikronährstoffe sind die Vitamine A, C und D sowie Zink, Selen und Kupfer. Es ist in jedem Fall anzuraten, auf eine Mikronährstoffanalyse zurückzugreifen, um einen etwaigen Mangel feststellen zu können und eine optimale Empfehlung zur Optimierung des Heilungsverlaufes durchzuführen. Besteht ein Mangel eines einzelnen Stoffes, kann ein Multipräparat einen selektiven Mangel nicht beheben, da die Dosierung für einen solchen Bedarf zu gering ist. Vorsicht ist bei Serumwerten geboten, sie sind häufig nicht zuverlässig, da sie nicht die Situation der zellulären Ebene widerspiegeln. Am Beispiel von Zink wird dies deutlich: Ein geringerer Zinkwert im Serum kann nämlich auch auf einen Albuminmangel zurückzuführen sein, da Zink albumingebunden vorliegt. Gleiches gilt für Vitamin A, dessen Bestimmung über den Retinolspiegel im Serum nicht verlässlich ist, da dieser homöostatisch reguliert wird. Genauere Ergebnisse liefert die Untersuchung des retinolbindenden Proteins (RBP) im Serum.

Arginin

Die in Proteinen vorkommende Aminosäure Arginin ist eine sogenannte semiessentielle Aminosäure, also bedingt unentbehrlich. Der Eiweißbaustein Arginin unterstützt Zellwachstum und Zelldifferenzierung. Er stimuliert die Kollagensynthese sowie die Lymphozytensynthese, fördert die Ausschüttung von Wachstumshormonen und wirkt immunmodulierend.

Zahlreiche klinische Studien belegen, dass argininhaltige Supplemente die Wundheilung verbessern. Bei Verletzungen und nach Operationen werden laut Studienergebnissen 20 bis 30 g Arginin pro Tag empfohlen.

Glutamin

Glutamin ist wie Arginin eine bedingt unentbehrliche Aminosäure. Sie dient als wichtige Energiequelle vor allem für Zellen mit hohen Teilungsraten (Zellen des Immunsystems), aber auch für Fibroblasten und Epithelzellen bei der Wundheilung. Glutamin stimuliert – wie auch Arginin – die Freisetzung von Wachstumshormonen, was nach Verletzungen und Operationen von höchster Wichtigkeit ist. Studien konnten zeigen, dass nach Verletzungen, operativen Eingriffen und auch Infekten der Glutamingehalt im Körper sinkt. Ein Defizit an Glutamin ist von einer erhöhten Infektanfälligkeit begleitet. Klinische Patientenstudien konnten eine wesentlich verbesserte und schnellere Wundheilung nach Gabe von glutaminhaltigen Supplementen zeigen.

Die empfohlene Dosierung liegt laut aktueller Datenlage bei 0,2–0,3 g pro kg Körpergewicht. Eine Kombination mit Arginin und Omega-3-Fettsäuren gilt als gute Kombinationstherapie.

Vitamin A

Vitamin A ist ein essentielles Vitamin, das seine wichtige Funktion in der Wundheilung vor allem in der Epithelialisierungs- und Granulationsphase zeigt. Seine Hauptwirkung entfaltet es in der Zellproliferation und Differenzierung von Fibroblasten bei der Kollagensynthese, der Kollagenfaservernetzung und Epithelisation. Durch die Stimulation von Monozyten und Makrophagen wird zusätzlich die Immunfunktion unterstützt und gefördert und dadurch der Schutz vor Infektionen erhöht.

Zur allgemeinen Prävention werden 10 bis 20 mg Vitamin E pro Tag empfohlen. Raucher und Menschen mit hohem oxidativem Stress durch physische und/oder psychische Belastungen sollten bis zu 100 mg Vitamin E täglich als vorbeugende Maßnahme einnehmen. Höhere Dosierungen können vorübergehend oder längere Zeit aus medizinischen Gründen empfehlenswert sein, sie sollten aber nur unter therapeutischer Betreuung erfolgen.

Vitamin C

Vitamin C ist erforderlich zur Bildung und Vernetzung von Kollagen und deshalb von besonderer Wichtigkeit für die Regeneration von Geweben nach Verletzungen und Operationen. Zudem ist es beteiligt an der Bildung von Lymphozyten und Antikörpern zur Abwehr von Infektionen. Eine der bedeutendsten Aufgaben jedoch liegt in der Unterstützung der Neubildung von Blutgefäßen und der Wirksamkeit als Antioxidans – dies insbesondere in der Kombination mit Vitamin E und Selen.

Vor allem bei Patienten mit Infektionen, Verletzungen und nach Operationen konnte ein verringerter Vitamin-C-Plasma-Spiegel gemessen werden. Dies lässt den Rückschluss zu, dass ein erhöhter Bedarf vorliegt, der über die normale Ernährung nicht abzudecken ist. Nach chirurgischen Eingriffen wird zur Wundheilungsunterstützung laut aktuellen Studien eine tägliche Gabe von 500 mg Vitamin C empfohlen, bei Polytraumapatienten 1–3 mg täglich.

Vitamin E

Vitamin E ist ein bekannter Radikalfänger, Membranlipide werden durch das Vitamin vor oxidativer Schädigung geschützt. Verschiedene Enzyme werden durch Vitamin E in der Regulation unterstützt. Ein weiterer regulativer Bereich, der gefördert wird, ist der Ablauf entzündlicher Prozesse, wodurch die Immunfunktion verbessert wird.

Vitamin D_3

Vitamin D_3 übernimmt bei der Wundheilung viele Funktionen. Seine Hauptaufgaben liegen jedoch im Bereich der Immunabwehr, indem es für die Anregung der Produktion des antibakteriellen Peptids Chathelicidin verantwortlich ist. Dieses hat eine endogene, antibiotikaähnliche Wirkung, die Bakterien bindet und neutralisieren kann. Zusätzlich stimulieren Cathelicidine die Vaskularisierung (Blutgefäßneubildung) und den Wundverschluss (Epithelialisierung). Durch diese Induktion kann Vitamin D_3 eine wichtige Rolle im Schutz vor Wundinfektionen bieten.

Zink

Zink ist als Bestandteil zahlreicher Enzyme essentiell für die Nukleinsäuresynthese von sich regenerierenden Zellen (Zellteilung). Es dient als Cofaktor in der Kollagensynthese und hat dadurch maßgeblichen Einfluss auf die Wundheilung. Multinährstoffpräparate sind im Falle einer nötigen Supplementation einer isolierten Zinkgabe zu bevorzugen, da sie im Komplex eine bessere Bioverfügbarkeit aufweisen. Es sollten mindestens 17 mg Zink in einem Nährstoffkomplex enthalten sein, dies konnte durch aktuelle Studien gezeigt werden. Zudem stärkt Zink die Immunabwehr, da es Bestandteil unseres antioxidativen Schutzsystems ist, das Zellen vor einer Zerstörung durch ROS schützt.

Kupfer

Kupfer hat wie Arginin einen stimulierenden Effekt auf die VEGF-Bildung (vascular endotheliel growth factor), der auf die Angionese (Blutgefäßneubildung) induzierend wirkt. Kupfer übernimmt auch wichtige Funktionen in der Remodulierungsphase der Wundheilung bzw. beim Umbau des Bindegewebes durch Bildung von Kollagen. Es verfügt weiters über antioxidative Eigenschaften und fördert die Wundkontraktion und somit den Wundverschluss.

Selen

Die wichtigste Wirkung von Selen ist die antioxidative Schutzfunktion als integraler Bestandteil von Glutathionperoxidase (GPx). Das ist ein Enzym, das bei der Abwehr von oxidativem Stress eine wichtige Rolle spielt. GPx dient dabei als Reduktionsmittel, um Zellgifte, wie zum Beispiel Wasserstoffperoxid, zu reduzieren. Dadurch werden diese Stoffe unschädlich und können entsorgt werden. Glutathion kann zudem Gifte binden und sie ausscheiden. Vor allem nach Verletzungen und perioperativ ist dies von größter Wichtigkeit, da zu diesen Zeiten der gesamte Organismus einer erhöhten Stressbelastung ausgesetzt ist. Besonders hervorzuheben ist dies bei onkologischen Patienten, bei denen ein sehr guter Selenstatus die Voraussetzung für die optimale Funktion selenocysteinhaltiger Proteine darstellt, die den Redoxhaushalt und die antioxidative Kapazität der Zellen und Gewebe regulieren.

Natriumselenit sollte in einem Abstand von einer Stunde zu Mahlzeiten eingenommen werden. Hingegen kann Selenomethionin zu den Mahlzeiten eingenommen werden, da dieses direkt bioverfügbar ist. Selen sollte zudem nicht zusammen mit Reduktionsmitteln wie Vitamin C eingenommen werden. Ein zeitlicher Abstand von einer Stunde ist zu beachten. Österreich und Deutschland gelten als Selenmangelländer.

RNS-Nukleotide

Nukleotide sind die Grundbausteine der RNA und DNA. Sie werden im genetischen Code verwendet und erfüllen lebensnotwendige Zellfunktionen. Sie sind sehr wichtig für die Zellneubildung und wirken als Botenstoffe. Mit Hilfe der Nukleotide ist es dem Organismus möglich, nach Verletzungen und Operationen seine Funktion wiederherzustellen.

Nukleotide haben folgende Funktionen im menschlichen Körper:

- Träger von Energie, z.B. Adenosintriphosphat (ATP),
- Vorstufen von Syntheseprodukten, z.B. DNA, RNA.
- Teil von Coenzymen, z.B. NAD^+: Coenzyme sind notwendig für den Ablauf von chemischen Reaktionen. NAD^+ ist beispielsweise an Redoxreaktionen beteiligt.
- Allosterische Modulationsfunktion, z.B. Regulation der Pyruvatkinase durch ATP: Nukleotide regulieren die Aktivität der Schlüsselenzyme in Stoffwechselwegen. Hierbei erfüllen sie die Funktion als Endprodukthemmung, um somit negativ rückkoppelnd auf den betrachteten Prozess einzuwirken.

Nukleotide bestehen aus

- Base: aromatische heterozyklische Ringe (Purinbasen oder Pyrimidinbasen),
- Zucker: Pentose,
- Phosphat: mindestens eins.

Nukleotide kommen als natürlicher Bestandteil in tierischer und pflanzlicher Nahrung vor. Sie sind in allen Zellen zu finden. Die Aufnahme erfolgt in polymeren Nukleinsäuren, die von unserem Organismus zu Nukleotiden abgebaut werden, welche im Dünndarm resorbiert werden. Hohe Anteile sind vor allem in Innereien, Fleisch und Fisch zu finden.

Im gesunden Organismus können Nukleotidverbindungen aus der Nahrung aufgenommen und in ausreichender Menge recycelt werden. Im Falle einer Verletzung und nach Operationen ist ein Mehrbedarf gegeben, der häufig zu einer Unterversorgung führt. Vor allem Gewebe, die einen hohen Energiebedarf haben (Darm, Leber, Immunsystem, Muskulatur und Nervensystem), können dann nicht optimal versorgt werden. Laut aktueller Studien ist die Wirkung von Nukleotiden nach sportlichen Aktivitäten deutlich reduziert. Nach Gabe eines klinisch getesteten Nucleotidsupplements konnten die Cortisolwerte deutlich reduziert werden und die Immunglobulinkonzentrationen zeigten einen eindeutig höheren Wert als in der Placebogruppe. Die erhöhte Immunglobulinkonzentration weist auf eine Stärkung des Immunsystems hin.

Die Ergebnisse zeigen, dass eine Supplementation von Nukleotiden nach harten Trainingsphasen, Wettkämpfen sowie nach Verletzungen und Operationen eine maßgebliche Unterstützung zur Regeneration bieten können. Die zusätzliche Menge an erforderlichen Zellbausteinen in Zeiten erhöhten Bedarfs, während Wachstums- und Aufbauphasen, kann dadurch gesichert werden. Weitere positive Effekte werden nach Antibiotikabehandlungen gezeigt. Nachhaltige negative Effekte einer Antibiotikatherapie konnten rascher rückgängig gemacht werden. Ein verminderter Hämatokritwert wurde schneller normalisiert und die Sauerstoffaufnahme optimiert. Eine verbesserte Sauerstoffaufnahme ist gleichbedeutend mit einem positiven Einfluss auf die Versorgung aller Organe, auf Muskulatur und Gewebe im Körper.

Personen mit genetischer Prädisposition für Gicht und Patienten mit Autoimmunerkrankungen sowie Patienten, die nach Organtransplantationen immunsuppressive Medikamente einnehmen, dürfen keine Nukleotide einnehmen.

Conclusio

Im Idealfall sollte man schon präventiv eine Mikronährstoffanalyse durchführen, um einem etwaigen Mangel und dadurch einer erhöhten Verletzungsgefahr entgegenwirken zu können. Eine Optimierung der Regeneration ist auf Basis einer guten Analyse besser möglich. Die Regeneration nach großen Turnieren, Wettkämpfen oder auch nach einzelnen Trainingseinheiten verläuft oft langsamer als erhofft. Durch die richtige Mikronährstoffkonzentration kann sie beschleunigt werden. Vor allem die Aminosäuren verbessern nicht nur die muskuläre, sondern auch die mentale Regeneration.

Diskussion zu Mikronährstoffanalysen

Mithilfe herkömmlicher Blutanalysen lässt sich keine reale Aussage über Mikronährstoffdefizite treffen. Ein klassisches Blutbild liefert Informationen über die Menge der zellulären Bestandteile (rote, weiße Blutkörperchen und Thrombozytenanzahl), die Hämoglobinkonzentration (HB), das Hämatokrit (HK), den mittleren korpuskulären Hämoglobingehalt (MCH), die mittlere korpuskuläre Hämoglobinkonzentration (MCHC) und das mittlere korpuskuläre Volumen (MCV).

Besteht das Ziel jedoch darin, seine Mikronährstoffversorgung zu erfassen, bedarf es einer Vollblutanalyse, da viele Stoffe in hoher Konzentration in den Blutzellen vorkommen. Kalium, Eisen, Magnesium, Zink und Selen können im Serum nur ungenau analysiert werden. Vollblutanalyen stellen keine Momentaufnahmen dar, sie sind repräsentativ für den Versorgungszustand der körpereigenen Depots. Dabei gilt es aber zu beachten, dass die Ergebnisse tagesrhythmische Schwankungen aufweisen können. Eine orthomolekularmedizinische Ausbildung dient als Basis, um eine Diagnostik des optimalen Gesundheitszustandes zu erfassen und die Ergebnisse im Kontext mit Anamnese und Symptomen zu interpretieren.

Beispiel Magnesium

Magnesiummangel ist in den Blutzellen gut festzustellen. Elmar Wienecke überprüfte die Magnesiumwerte von 1.450 Personen – über 85 % zeigten deutliche Defizite. Wird solch ein Mangel nicht erkannt, kann sich daraus ein schlechtes Schlafverhalten, eine reduzierte Ausdauerentwicklung sowie eine unzureichende Regeneration entwickeln. Während wir schlafen, bereitet uns das Wachstumshormon HGH (Human Growth Hormone) auf den nächsten Tag vor: Neue Körperzellen werden gebildet, energieliefernde Substanzen bereitgestellt – wir regenerieren. Wer nicht gut schläft, treibt seinen Cortisolspiegel über das Optimum. Dieses Stresshormon hindert das HGH daran, seiner Arbeit nachzugehen.

Mikronährstoffe nach Verletzungen und Operation – praktische perioperative Anwendung von Mikronährstoffen

Ähnlich wie in der allgemeinen Prävention und im Sportbereich sollte vor Operationen und nach Verletzungen eine Mikronährstoffanalyse die Basis einer professionellen Optimierung bilden.

Hauptziel nach Verletzungen ist eine schnelle Regeneration, welche nur durch abschwellende, entzündungshemmende und abtransportierende Maßnahmen im Körper erreicht werden kann. Der erhöhte Energiebedarf sollte ausgeglichen, die erhöhte oxidative und nitrosative Belastung muss neutralisiert werden – nur dann kann eine optimale und rasche Wiederherstellung aller Funktionen gewährleistet werden.

Enzymtherapie nach Verletzungen und Operationen

Eine systemische Enzymtherapie kann eine wichtige Rolle bei der Aufrechterhaltung normaler Entzündungsvorgänge im Körper spielen und dadurch die Heilung nach Verletzungen und Operationen unterstützen und beschleunigen.

Enzyme haben die Fähigkeit, geschädigte Zellen und nekrotisches Gewebe abzubauen, sie hemmen durch Inaktivierung von Entzündungsmediatoren und toxischen Produkten die Ödembildung und reduzieren dadurch den Schmerz.

Trypsin und Chymotrypsin bilden eine häufig verwendete orale proteolytische Enzymkombination zur Reparaturbeschleunigung traumatischer, chirurgischer und orthopädischer Verletzungen. Sie weisen eine hohe Bioverfügbarkeit auf, ohne ihre biologischen Aktivitäten als entzündungshemmende, antiödematöse Flinolytika, Antioxidationsmittel und Antiinfektiva zu verlieren. Diese Eigenschaften helfen bei der Beseitigung von Anzeichen und Symptomen einer Entzündung aufgrund einer Gewebeverletzung und erleichtern den Reparaturprozess. Sie zeigt auch analgetische Wirkungen und reduzieren die mit der Heilung verbundenen Schmerzen.

Nach einer akuten Verletzung steigt der Spiegel der Proteaseinhibitoren α-1-Antitrypsin und α-2-Makroglobulin stark an. Diese Akute-Phasen-Reaktanten hemmen mehrere proteolytische Enzyme, was zu unkontrollierter Entzündung führen und die Heilung beeinträchtigen kann. Die Reihenfolge der Affinität von α-1-Antitrypsin mit Proteolytikumenzymen ist wie folgt: Elastase – Chymotrypsin – Cathepsin G – Trypsin – Plasmin. In ähnlicher Weise zeigt α-2-Makroglobulin die größte Affinität mit Cathepsin G. An diesem Punkt muss noch einmal betont werden, dass Plasmin eine Fibrolyse verursacht und seine Hemmung die Fibrolyse verhindert. Daher führt ein steiler Anstieg von α-1-Antitrypsin und α-2-Makroglobulin nach einer akuten Verletzung zu einer Zeit des Stillstands der Fibrolyse, was zu einer Aufrechterhaltung der Entzündungsreaktion und eines Ödems sowie einer Verzögerung der Reparatur führt.

Eine orale Kombination von Trypsin/Chymotrypsin zielt auf dieses frühe Stadium der Entzündung ab. Da α-1-Antitrypsin im Vergleich zu Plasmin eine größere Affinität für Trypsin und Chymotrypsin aufweist, stellt die orale Supplementierung des Enzymkomplexes sicher, dass Plasmin für die Fibrolyse verfügbar bleibt und die Dauer des fibrinolytischen Stillstands verkürzt wird. Dadurch wird die lokale Mikrozirkulation wiederhergestellt, das Entzündungsödem beseitigt und die Gewebereparatur erleichtert.

Die Kombination aus Trypsin und Chymotrypsin trägt zudem dazu bei, hohe α-1-Antitrypsinspiegel über einen langen Zeitraum aufrechtzuerhalten, was zu einer verbesserten Heilung führt. Folglich wird der Aktivität proteolytischer Enzyme und deren Abbaueffekten entgegengewirkt, was zu einer Verringerung des Entzündungsmilieus, der ROS und des oxidativen Stresses führt und die Heilung beschleunigt. Darüber hinaus erhöht das Enzympräparat auch die enzymatischen und nicht enzymatischen Antioxidationsmittel, wodurch die antioxidative und entzündungshemmende Wirksamkeit weiter gesteigert wird.

Die antiinfektiöse Eigenschaft des Enzymkomplexes kann durch eine erhöhte phagozytische Aktivität natürlicher Killerzellen und Makrophagen aufgrund von Trypsin erklärt werden. Die Kombination aus Trypsin und Chymotrypsin reduziert zudem den konstanten Verlust von Albumin und Voralbumin nach chirurgischen Eingriffen. Folglich können viele der lebensbedrohlichen postoperativen Komplikationen, wie z.B. Schock, verhindert werden.

Zahlreiche klinische Studien haben die Wirksamkeit und Sicherheit von Trypsin-Chymotrypsin-Kombination bei der Beseitigung von Entzündungen und Ödemen infolge von Gewebeschäden verschiedener Art, wie z.B. Unfallverletzungen, chirurgische und orthopädische Verletzungen, Verbrennungen und Ischiasprobleme, belegt.

Aufgrund der entzündungshemmenden, antiödematösen, fibrinolytischen, antiinfektiösen und analgetischen Wirkungen hat sich die orale Kombination von Trypsin und Chymotrypsin zur Behandlung bzw. Heilung traumatischer Verletzungen als vielversprechend erwiesen. Die Kombination fördert eine schnellere Erholung und eine bessere Auflösung entzündlicher Anzeichen und Symptome aufgrund einer Gewebeverletzung. Sie zeigt auch analgetische Wirkungen und reduziert die mit der Heilung verbundenen Schmerzen. Wirksamkeit und Sicherheit von Trypsin und Chymotrypsin bei unfallbedingten Verletzungen, chirurgischen und orthopädischen Verletzungen, Verbrennungen und Ischias wurden durch umfangreiche und weitgehend konsistente Beweise aus klinischen Studien bestätigt. Als ideal hat sich die Zusammenstellung eines Kombinationspräparates in Form von proteolytischen Enzymen, verschiedenen B-Vitaminen, Vitamin C/E und Vitamin D sowie den Spurenelementen Zink, Selen und Pflanzenextrakten wie Rutin und Traubenkernextrakt erwiesen. Dieses deckt sowohl die physische als auch die mentale Regeneration ab. Zudem wird der erhöhte Energiestoffwechselbedarf ideal abgedeckt.

Die Höhe der Dosierung ist individuell an den jeweiligen Sportler bzw. Patienten anzupassen und ist abhängig von Geschlecht, Alter und Körpergewicht.

Präoperative Anwendung von Mikronährstoffen

Vor einer Operation sollte der Vitamin-B_{12}-Speicher aufgefüllt und es sollten die antioxidativen körpereigenen Schutzsysteme optimiert werden.

Da Vitamine und Spurenelemente (vor allem Zink, Selen, Kupfer, Mangan, Chrom) auch bei der Wundheilung eine wichtige Rolle spielen, haben diese Substanzen eine große Bedeutung für Patienten, die sich einem operativen Eingriff unterziehen müssen.

Durch ein Mikronährstoffkombinationspräparat kann im Vorfeld eine gute Basis geschaffen werden, um einem guten Heilungserfolg entgegenzusehen. Sollte nach einer Mikronährstoffanalyse ein erhöhter Mangel vorliegen, kann dieser durch ein zusätzliches Einzelpräparat ausgeglichen werden.

Postoperative Anwendung von Mikronährstoffen

Nach der Operation dient eine Mikronährstofftherapie vor allem der rascheren Abschwellung und Entzündungshemmung von Wunden und dem Wiederauffüllen der verbrauchten Vitamin-B_{12}-Speicher. Dabei ist der Homocysteinstatus zu testen und je nach Bedarf durch Gabe einer Vitamin-B-Kombination (B_6, Folsäure und B_{12}) zu optimieren. Anzudenken ist gegebenenfalls eine Multispektrumbasissupplementierung sowie die Gabe eines Enzymkomplexes zur Wundheilung und Regeneration.

Für die Wundheilung sind vor allem die Vitamine A, B_{12}, C und E erwähnenswert. Die Vitamine B_{12} und C regen die Bildung von Antikörpern zur Infektionsabwehr an und sind beteiligt am Aufbau von Kollagen. So wird etwa durch einen Mangel an Vitamin C die Kapillarpermeabilität erhöht und eine Kapillarneubildung erschwert. Vitamin A wird in der Epithelisierungs- und Granulationsphase benötigt, Vitamin E ist ein Radikalfänger und vermindert den Sauerstoffverbrauch beim Stoffwechsel.

Zink wird sowohl für die Proteinsynthese als auch für die Fibroblastenproliferation benötigt. Die wundheilungsfördernde Wirkung von Zink ist nachgewiesen.

Eisen wird als Bestandteil des Hämoglobins benötigt, das für den Sauerstofftransport im Körper verantwortlich ist. In der Wundheilung ist Eisen darüber hinaus auch bei der Kollagenvernetzung hilfreich.

Durch ein Mikronährstoffkombinationspräparat kann eine optimale Versorgung mit Vitaminen, Mineralstoffen und Pflanzenstoffen gewährleistet werden. Im Falle von erhöhten Mängeln gilt es, zusätzlich einzelne Stoffe in erhöhter Dosierung zu ergänzen.

12. Schlusswort

Zusammenfassend kann gesagt werden, dass Sportler und „normale“ Patienten vor und nach Verletzungen bzw. Operationen durch eine regelmäßige Zufuhr von Mikronährstoffen verschiedenste Vorteile haben:

- Steigerung der Leistungsfähigkeit,
- schnellere Regeneration nach Wettkämpfen oder Training,
- schnellere Rehabilitation nach Verletzungen,
- schnellere Regeneration nach Krankheiten,
- schnellere Regeneration nach Operationen,
- geringere Verweildauer in der Klinik nach Operationen.

Bei der Wahl der zugeführten Mikronährstoffe sollte speziell auf das Reinsubstanzprinzip geachtet werden. Dies dient der Qualitätssicherung und garantiert, dass nur Wirkstoffe aufgenommen werden, die wir auch benötigen.

Die besondere Bedeutung von Mikronährstoffen liegt für Sportler im Bereich der Regulation des Säure-Basen-Haushaltes. Bei Patienten, die Verletzungen auskurieren oder sich nach Operationen erholen, ist die Enzymtherapie hilfreich, die zudem der Optimierung des oxidativen und nitrosativen Stresslevels dient.

Nicht zuletzt sollte auf Qualität und Quantität der täglichen Ernährung geachtet werden.

13. Besondere Hinweise

Bei Kindern und Jugendlichen, die sich im Wachstum befinden und intensiven Sport betreiben, ist die gezielte individuelle Mikronährstoffsupplementation besonders wichtig. Die Dosierungen sind altersentsprechend zu adaptieren.

Für jeden intensiv Sport Betreibenden sollte als Basis eine genaue Nährstoffanamnese mit einer anschließenden Mikronährstoffanalyse im Vollblut erfolgen. Im Anschluss kann eine individuell angepasste Optimierung in den jeweiligen Bereichen erfolgen. Dies gilt letztlich nicht nur für sportlich Aktive und Leistungssportler, sondern auch für Patienten nach Verletzungen, vor geplanten Operationen und natürlich nach durchgeführten chirurgischen Eingriffen.

Literaturverzeichnis

Alpha-Liponsäure

- Basu, P. P., et al., A randomised open label clinical trial with oral alpha lipoic acid and vitamin E in non alcoholic fatty liver disease, Gastroenterol. 2009; 136 (5 Suppl 1), S. A-420.
- Khabbazi, T et al., Effects of alpha-lipoic acid supplementation on inflammation, oxidative stress, and serum lipid profile levels in patients with end-stage renal disease on hemodialysis, J Ren Nutr. 2012 Mar; 22 (2), S. 244–50.
- Rooney, J. P., The role of thiols, dithiols, nutritional factors and interacting ligands in the toxicology of mercury, Toxicology. 2007 May 20; 234 (3), S. 145–56.
- Sola, S., Irbesartan and lipoic acid improve endothelial function and reduce markers of inflammation in the metabolic syndrome: results of the Irbesartan and Lipoic Acid in Endothelial Dysfunction (ISLAND) study. Circulation. 2005 Jan 25; 111 (3), S. 343–48.
- Ziegler, D., et al., Oral treatment with alpha-lipoic acid improves symptomatic diabetic polyneuropathy: the SYDNEY 2 trial, Diabetes Care. 2006 Nov; 29 (11), S. 2365–70.

Beta-Alanin

- Baguet A et al. The influence of sex, age and heritability on human skeletal muscle carnosine content. Amino acids. 2012 Jul; 43 (1): 13–20. PubMed PMID: 22170500.
- Baguet A. et al. Beta-alanine supplementation reduces acidosis but not oxygen uptake response during high-intensity cycling exercise. European journal of applied physiology. 2010 Feb; 108 (3): 495–503. PubMed PMID: 19841932.
- Blancquaert L, Everaert I, Derave W. Beta-alanine supplementation, muscle carnosine and exercise performance. Current opinion in clinical nutrition and metabolic care. 2015 Jan; 18 (1): 63–70. PubMed PMID: 25474013.
- Burke LM. Practical considerations for bicarbonate loading and sports performance. Nestle Nutrition Institute workshop series. 2013; 75: 15–26. PubMed PMID: 23765347.
- Cai W et al. Reduced oxidant stress and extended lifespan in mice exposed to a low glycotoxin diet: association with increased AGER1 expression. The American journal of pathology. 2007 Jun; 170 (6): 1893–902. PubMed PMID: 17525257. Pubmed Central PMCID: 1899464.
- Calabrese V et al. Protective effect of carnosine during nitrosative stress in astroglial cell cultures. Neurochemical research. 2005 Jun–Jul; 30 (6–7): 797–807. PubMed PMID: 16187215.
- Chung W, Baguet A, Bex T, Bishop DJ, Derave W. Doubling of muscle carnosine concentration does not improve laboratory 1-hr cycling time-trial performance. International journal of sport nutrition and exercise metabolism. 2014 Jun; 24 (3): 315–24. PubMed PMID: 24457999.

- Danaher et al, 2014: The effect of beta-alanine and NaHCO3 co-ingestion on buffering capacity and exercise performance with high-intensity exercise in healthy males. Eur J Appl Physiol, 114: 1715–24.
- Davinelli S et al. Synergistic effect of L-Carnosine and EGCG in the prevention of physiological brain aging. Current pharmaceutical design. 2013; 19 (15): 2722–7. PubMed PMID: 23092324.
- de Salles Painelli V. et al. The ergogenic effect of beta-alanine combined with sodium bicarbonate on high-intensity swimming performance. Applied physiology, nutrition, and metabolism = Physiologie appliquee, nutrition et metabolisme. 2013 May; 38 (5): 525–32. PubMed PMID: 23668760.
- del Favero S et al. Beta-alanine (Carnosyn) supplementation in elderly subjects (60–80 years): effects on muscle carnosine content and physical capacity. Amino acids. 2012 Jul; 43 (1): 49–56. PubMed PMID: 22143432. Pubmed Central PMCID: 3374124.
- Derave W et al. beta-Alanine supplementation augments muscle carnosine content and attenuates fatigue during repeated isokinetic contraction bouts in trained sprinters. Journal of applied physiology. 2007 Nov; 103 (5): 1736–43. PubMed PMID: 17690198.
- Donovan et al, 2012: beta-alanine improves punch force and frequency in amateur boxers during a simulated contest. Int J Sport Nutr Exerc Metab, 22: 331–7.
- Ducker KJ, Dawson B, Wallman KE. Effect of beta-alanine supplementation on 800-m running performance. International journal of sport nutrition and exercise metabolism. 2013 Dec; 23 (6): 554–61. PubMed PMID: 23630039.
- Dutka TL, Lamboley CR, McKenna MJ, Murphy RM, Lamb GD. Effects of carnosine on contractile apparatus Ca(2)(+) sensitivity and sarcoplasmic reticulum Ca(2)(+) release in human skeletal muscle fibers. Journal of applied physiology. 2012 Mar; 112 (5): 728–36. PubMed PMID: 22174397.
- Everaert I et al. Vegetarianism, female gender and increasing age, but not CNDP1 genotype, are associated with reduced muscle carnosine levels in humans. Amino acids. 2011 Apr; 40 (4): 1221–9. PubMed PMID: 20865290.
- Glenn JM et al. Effects of longitudinal beta-alanine supplementation on isokinetic exercise performance and body composition in female masters athletes. Journal of strength and conditioning research / National Strength & Conditioning Association. 2015 Jun 18. PubMed PMID: 26110349.
- Gross et al, 2014: Effects of beta-alanine supplementation and interval training on physiological determinants of severe exercise performance. Eur J Appl Physiol, 114: 221–34.
- Harris RC, et al. Determinants of muscle carnosine content. Amino acids. 2012 Jul; 43 (1): 5–12. PubMed PMID: 22327512. Pubmed Central PMCID: 3374101.
- Hill CA, et al. Influence of beta-alanine supplementation on skeletal muscle carnosine concentrations and high intensity cycling capacity. Amino acids. 2007 Feb; 32 (2): 225–33. PubMed PMID: 16868650..
- Hoffman JR et al. Short-duration beta-alanine supplementation increases training volume and reduces subjective feelings of fatigue in college football players. Nutrition research. 2008 Jan; 28 (1): 31–5. PubMed PMID: 19083385.

- Invernizzi PL et al. Effects of Acute Carnosine and beta-Alanine on Isometric Force and Jumping Performance. International journal of sports physiology and performance. 2015 Aug 26. PubMed PMID: 26308179.
- Kendrick IP et al. The effects of 10 weeks of resistance training combined with beta-alanine supplementation on whole body strength, force production, muscular endurance and body composition. Amino acids. 2008 May; 34 (4): 547–54. PubMed PMID: 18175046.
- Kern BD, Robinson TL. Effects of beta-alanine supplementation on performance and body composition in collegiate wrestlers and football players. Journal of strength and conditioning research / National Strength & Conditioning Association. 2011 Jul; 25 (7): 1804–15. PubMed PMID: 21659893.
- Kresta JY et al. Effects of 28 days of beta-alanine and creatine supplementation on muscle carnosine, body composition and exercise performance in recreationally active females. Journal of the International Society of Sports Nutrition. 2014; 11 (1): 55. PubMed PMID: 25505854. Pubmed Central PMCID: 4263036.
- McCormack WP et al. Oral nutritional supplement fortified with beta-alanine improves physical working capacity in older adults: a randomized, placebo-controlled study. Experimental gerontology. 2013 Sep; 48 (9): 933–9. PubMed PMID: 23832078.
- Mero AA et al Effect of sodium bicarbonate and beta-alanine supplementation on maximal sprint swimming. Journal of the International Society of Sports Nutrition. 2013; 10 (1): 52. PubMed PMID: 24215679. Pubmed Central PMCID: 4176133.
- Nutritional Strategies to Modulate Intracellular and Extracellular Buffering Capacity During High-Intensity Exercise, sports medicine November 2015, Volume 45, Supplement 1, pp 71–81.
- Outlaw JJ et al. The Effects of ss-Alanine on Body Composition and Performance Measures in Collegiate Women. Journal of strength and conditioning research / National Strength & Conditioning Association. 2014 Dec 5. PubMed PMID: 25486294.
- Sale C et al. beta-alanine supplementation improves isometric endurance of the knee extensor muscles. Journal of the International Society of Sports Nutrition. 2012; 9 (1): 26. PubMed PMID: 22697405. Pubmed Central PMCID: 3420321.
- Sale C et al. Effect of beta-alanine plus sodium bicarbonate on high-intensity cycling capacity. Medicine and science in sports and exercise. 2011 Oct; 43 (10): 1972–8. PubMed PMID: 21407127.
- Saunders B et al Effect of sodium bicarbonate and Beta-alanine on repeated sprints during intermittent exercise performed in hypoxia. International journal of sport nutrition and exercise metabolism. 2014 Apr; 24 (2): 196–205. PubMed PMID: 24225816.
- Shao L, Li QH, Tan Z. L-carnosine reduces telomere damage and shortening rate in cultured normal fibroblasts. Biochemical and biophysical research communications. 2004 Nov 12; 324 (2): 931–6. PubMed PMID: 15474517.
- Smith AE et al. Exercise-induced oxidative stress: the effects of beta-alanine supplementation in women. Amino acids. 2012 Jul; 43 (1): 77–90. PubMed PMID: 22102056.
- Smith AE et al. Effects of beta-alanine supplementation and high-intensity interval training on endurance performance and body composition in men; a double-blind

trial. Journal of the International Society of Sports Nutrition. 2009; 6: 5. PubMed PMID: 19210788. Pubmed Central PMCID: 2649036.
- STEGEN S et al. beta-Alanine dose for maintaining moderately elevated muscle carnosine levels. Medicine and science in sports and exercise. 2014 Jul;46(7):1426-32. PubMed PMID: 24389513.
- STELLINGWERFF T, DECOMBAZ J, HARRIS RC, BOESCH C. Optimizing human in vivo dosing and delivery of beta-alanine supplements for muscle carnosine synthesis. Amino acids. 2012 Jul; 43 (1): 57–65. PubMed PMID: 22358258.
- STOUT JR et al. The effect of beta-alanine supplementation on neuromuscular fatigue in elderly (55–92 Years): a double-blind randomized study. Journal of the International Society of Sports Nutrition. 2008; 5: 21. PubMed PMID: 18992136. Pubmed Central PMCID: 2585553.
- SWEENEY KM, Wright GA, Glenn Brice A, Doberstein ST. The effect of beta-alanine supplementation on power performance during repeated sprint activity. Journal of strength and conditioning research / National Strength & Conditioning Association. 2010 Jan; 24 (1): 79–87. PubMed PMID: 19935102.
- VAN THIENEN R et al. Beta-alanine improves sprint performance in endurance cycling. Medicine and science in sports and exercise. 2009 Apr; 41 (4): 898–903. PubMed PMID: 19276843.
- ZOELLER RF, STOUT JR, O'KROY J A, TOROK DJ, MIELKE M. Effects of 28 days of beta-alanine and creatine monohydrate supplementation on aerobic power, ventilatory and lactate thresholds, and time to exhaustion. Amino acids. 2007 Sep; 33 (3): 505–10. PubMed PMID: 16953366.

Bicarbonate

- APPLEGATE, E.: Effective Nutritional Ergogenic Aids. International Journal of Sport Nutrition, 9: S. 229–239, 1999..
- MATSON, L. G., Tran, Z. V.: Effects of sodium bicarbonate ingestion on anaerobic performance: A meta-analytic review. International Journal of Sports Medicine, 3: S. 2–28, 1993.
- MAUGHAN, R.J.: Nutritional ergogenic aids and exercise performance. British Journal of Nutrition, 12: S. 255–280, 1999.
- SCHEK, A.: Ernährungsbezogene Leistungsförderer versus leistungsbezogene Ernährung. Ernährungs-Umschau, 42, 7: S. 243–249, 1995.
- WILLIAMS, M.H.: Ernährung, Fitness und Sport. Dt. Ausg. hrsg. von R. Rost, Ullstein Mosby Verlag, Berlin 1997.

Biotin

- APTE, B.N. and Tibrewala, V.N. Case Reports: Multiple Carboxylase Deficiency. 1, Mumbai: Bombay Hospital Institute of Medical Sciences, January 2001, Bombay Hospital Journal, Vol. 43. ISSN: 0524-0182.
- BERGFELD, Wilma F. Hair and Scalp Diseases. New York: Informa Healthcare USA, Inc., 2008, 9, pp.
- FERNANDEZ-MEJIA C Pharmacological effects of biotin J Nutr Biochem. 2005 Jul; 16 (7): 424–7.

- Final Report on the Safety Assessment of Biotin. International Journal of Toxicology (Taylor & Francis). Taylor & Francis Ltd., 2001, Vol. 20. 10915818.
- Fiume, Monice Z. Final Report on the Safety Assessment of Biotin. Harihara Mehendale. 4 suppl, Monroe: American College of Toxicology, January 2001, International Journal of Toxicology, Vol. 20, pp. 1–12. ISSN: 1091-5818.
- Galbraith, H. In vitro methodology, hormonal and nutritional effects and fibre production in isolated ovine and caprine anagen hair follicles. Michel Doreau. 9, Clermont-Ferrand: Cambridge University Press, September 2010, Animal, Vol. 4, pp. 1482–1489. DOI: 10.1017/S1751731109991595;
- Gittleman, Ann Louise and Castro, Ann. The Living Beauty Detox Program: The Revolutionary Diet for Each and Every Season of a Woman's Life.
- Grafe, Franziska, et al., et al. [ed.] Lowell A. Goldsmith. Transport of Biotin in Human Keratinocytes. 3, Chapel Hill: Nature Publishing Group, March 2003, Journal of Investigative Dermatology, Vol. 120, pp. 428–433. DOI: 10.1046/j.1523-1747.2003.12058.x.
- Gropper, Sareen S., Smith, Jack L. and Groff, James L. Advanced Nutrition and Human Metabolism. 5th. Belmont: Wadsworth: Cengage Learning, 2008. ISBN-13: 978-0-495-11657-8.
- Kirkland JB, Zempleni J, Buckles LK, Christman JK (2007): Vitamin-de-pendent modifications of chromatin: epigenetic events and genomic stability. In: Zempleni J, Rucker RB, McCormick DB, Suttie JW (Hg) Handbook of vitamins. 2. Auflage, CRC Press, Boca Raton, 521–544 .
- Lord, Richard S., Lord, Richard S. and Bralley, J. Alexander. Laboratory Evaluations for Integrative and Functional Medicine. Metametrix Institute, 2008. ISBN: 0-9673949-4-5.
- Mindell, Earl and Hopkins, Virginia. Doctor Earl Mindell's The Power of MSM. New York: McGraw-Hill Professional, 2002. ISBN: 0-658-01460-9.
- Mock D M (2006) Biotin. In: Shils ME, et al. (Hg) Modern Nutrition in Health and Disease. 10. Auflage, Lippincott Williams & Wilkins, Baltimore, Philadelphia, 498–506
- Mock, Donald M. Marginal Biotin Deficiency is Common in Normal Human Pregnancy and Is Highly Teratogenic in Mice. A. Catharine Ross. 1, University Park: American Society for Nutrition, January 2009, Journal of Nutrition, Vol. 139, pp. 154–157. DOI: 10.3945/jn.108.095273;
- Neiva, Rodrigo F., et al., et al. [ed.] Robert Genco. Effects of Vitamin-B Complex Supplementation on Periodontal Wound Healing. Buffalo: American Academy of Periodontology, July 2005, Journal of Periodontology, Vol. 76, pp. 1084–1091. DOI: 10.1902/jop.2005.76.7.1084.
- Souci SW, Fachmann W, Kraut H (2008) Die Zusammensetzung der Lebensmittel. Nährwerttabellen. 7. Auflage. Wissenschaftliche Verlagsgesellschaft, Stuttgart
- Tannis, Allison. Feed Your Skin, Starve Your Wrinkles: Eat Your Way to Firmer, More Beautiful Skin with the 100 Best Anti-Aging Foods. s.l.: Fair Winds, 2009. ISBN-13: 978-1-59233-342-4.
- Therapeutic Research Faculty. Biotin: Full Monograph. Natural Medicines Comprehensive Database. 2010.

- VERRET, D.J. Patient Guide to Hair Loss & Hair Restoration. Plano: WJ Sonnier Publishing, 2009. ISBN: 978-0-578-01492-0.
- YAZBECK, N et al. Zinc and biotin deficiencies after pancreaticoduodenectomy. Pierre H. Deprez. 2, Louvain-la-Neuve: Universa Press, April-June 2010, Acta Gastro-Enterologica Belgica, Vol. 73, pp. 283–286. ISSN: 1784-3227.
- ZEMPLENI, Janos, HASSAN, Yousef I. and Wijeratne, Subhashinee S.K. Biotin and biotinidase deficiency. Uppsala: Informa Plc, November 1, 2008, Expert Review of Endocrinology & Metabolism, Vol. 3, pp. 715–724.

Chrom

- European Food Safety Authority: Scientific Opinion on Dietary Reference Values for chromium. EFSA Journal 2014 12 (10), 3845–3870. doi:10.2903/j.efsa.2014.3845.
- The effect of chromium picolinate and biotin supplementation on glycemic control in poorly controlled patients with type 2 diabetes mellitus: a placebo-controlled, double-blinded, randomized trial. Diabetes Technol Ther. 2006 Dec; 8 (6): 636–43.

Coenzym Q10

- BARBIROLI B et al., „Improved brain and muscle mitochondrial respiration with CoQ. An in vivo study by 31P-MR spectroscopy in patients with mitochondrial cytopathies.“ Biofactors. 1999; 9 (2–4): 253–60.
- BHAGAVAN HN, CHOPRA RK. „Plasma coenzyme Q10 response to oral ingestion of coenzyme Q10 formulations.“ Mitochondrion. 2007 Jun; 7 Suppl: S 78–88.
- COOKE M et al., „Effects of acute and 14-day coenzyme Q10 supplementation on exercise performance in both trained and untrained individuals.“ J Int Soc Sports Nutr. 2008 Mar 4; 5: 8.
- FOLKERS K et al., „Biochemical deficiencies of coenzyme Q10 in HIV-infection and exploratory treatment.“ Biochem Biophys Res Commun. 1988 Jun 16; 153 (2): 888–96.
- FOLKERS K, SIMONSEN R. „Two successful double-blind trials with coenzyme Q10 (vitamin Q10) on muscular dystrophies and neurogenic atrophies.“ Biochim Biophys Acta. 1995 May 24; 1271 (1): 281–6.
- KOONCUMCHOO P et al., „Coenzyme Q(10) provides neuroprotection in iron-induced apoptosis in dopaminergic neurons.“ J Mol Neurosci. 2006; 28 (2): 125–41.
- LISTER RE. „An open, pilot study to evaluate the potential benefits of coenzyme Q10 combined with Ginkgo biloba extract in fibromyalgia syndrome.“ J Int Med Res. 2002 Mar–Apr; 30 (2): 195–9.
- MIZUNO K et al., „Antifatigue effects of coenzyme Q10 during physical fatigue.“ Nutrition. 2008 Apr; 24 (4): 293–9.

Eisen

- BIESAKLSI, H.-K. (2016): Vitamine und Minerale. Indikation, Diagnostik, Therapie. 1. Aufl. Georg Thieme Verlag Stuttgart New York.
- CANCELO-HIDALGO, M.J. et al. (2013): Tolerability of different oral iron supplements: a systematic review. Curr Med Res Opin. 2013 Apr; 29 (4): 291–303.

- Cherayil, B.J. (2010): Iron and immunity: immunological consequences of iron deficiency and overload. Arch Immunol Ther Exp (Warsz). 58 (6): 407–415.
- Ekmekcioglu, C., Marktl, W. (2006): Essentielle Spurenelemente: Klinik und Ernährungsmedizin. Springer Science & Business Media, Wien.
- Elmadfa, I., Leitzmann, C. (2015): Ernährung des Menschen. 5. Aufl. Eugen Ulmer Verlag, Stuttgart.
- Falkingham, M. (2010): The effects of oral iron supplementation on cognition in older children and adults: a systematic review and meta-analysis. Nutr J 9: 4.
- Lahat, E. et al. (2011): Iron deficiency in children with attention deficit hyperactivity disorder. Isr Med Assoc J. 2011 Sep; 13 (9): 530–3.
- Low, M.S. et al. (2016): Daily iron supplementation for improving anaemia, iron status and health in menstruating women. Cochrane Database Syst Rev. 4: CD009747.
- Martin-Bastida, A. et al. (2017): Brain iron chelation by deferiprone in a phase 2 randomised double-blinded placebo controlled clinical trial in Parkinson's disease. Sci Rep. 2017; 7: 1398.
- Platen, P. (2017): Sportmedizin interaktiv lernen: Eisenmangel und Sportanämie. Online-Informationen der Ruhr-Universität Bochum. Lehrstuhl für Sportmedizin und Sporternährung.

→ **Homocystein**

- Ao, M. et al. (2017): High prevalence of vitamin B-12 insufficiency in patients with Crohn's disease. Asia Pac J Clin Nutr. 2017; 26 (6): 1076–1081.
- Dawson, S. L. et al. (2016): A combination of omega-3 fatty acids, folic acid and B-group vitamins is superior at lowering homocysteine than omega-3 alone: A meta-analysis. Nutr Res. 2016 Jun; 36 (6): 499–508.
- Dinckal, M. H. et al. (2003): Effect of homocysteine-lowering therapy on vascular endothelial function and exercise performance in coronary patients with hyperhomocysteinaemia. Acta Cardiol. 2003; 58: 389–396.
- Earnest, C. P. (2012): Complementary effects of multivitamin and omega-3 fatty acid supplementation on indices of cardiovascular health in individuals with elevated homocysteine. Int J Vitam Nutr Res. 2012 Feb; 82 (1): 41–52.
- European Food Safety Authority (2017): Safety of betaine as a novel food pursuant to Regulation (EC) No 258/97. EFSA Journal 2017; 15(11): 5057.
- Gariballa, S. (2011): Testing homocysteine-induced neurotransmitter deficiency, and depression of mood hypothesis in clinical practice. Age Ageing. 2011 Nov; 40 (6): 702–5.
- Gariballa, S. (2012): Effects of mixed dietary supplements on total plasma homocysteine concentrations (tHcy): a randomized, double-blind, placebo-controlled trial. Int J Vitam Nutr Res. 2012 Aug; 82 (4): 260–6.
- Gröber, U. (2011): Mikronährstoffe. Metabolic Tuning – Prävention – Therapie. 3. Aufl. Wissenschaftliche Verlagsgesellschaft mbH Stuttgart.
- Gröber, U. (2018): Arzneimittel und Mikronährstoffe – Medikationsorientierte Supplementierung. 4. Aufl. Wissenschaftliche Verlagsgesellschaft Stuttgart.

- Hildebrandt, W. et al. (2015): Oral N-acetylcysteine reduces plasma homocysteine concentrations regardless of lipid or smoking status. The American Journal of Clinical Nutrition. 2015 Nov; 102 (5): 1014–1024.
- Koyama, K. et al. (2010): Randomized controlled trial of the effect of short-term coadministration of methylcobalamin and folate on serum ADMA concentration in patients receiving long-term hemodialysis. Am J Kidney Dis. 2010 Jun; 55 (6): 1069–78.
- Kumar, A. et al. (2017): The metabolism and significance of homocysteine in nutrition and health. Nutr Metab (Lond). 2017; 14: 78.
- Leclerc, D. (2000-2013): Molecular Biology of Methylenetetrahydrofolate Reductase (MTHFR) and Overview of Mutations/Polymorphisms. In: Madame Curie Bioscience Database [Internet]. Austin (TX): Landes Bioscience; 2000–2013.
- McAuley, E. et al. (2016): Riboflavin status, MTHFR genotype and blood pressure: current evidence and implications for personalised nutrition. Proc Nutr Soc. 2016 Aug; 75 (3): 405–14.
- McRae, M.P. (2013): Betaine supplementation decreases plasma homocysteine in healthy adult participants: a meta-analysis. J Chiropr Med. 2013 Mar; 12 (1): 20–5.
- Oussalah, A. et al. (2011): Meta-analysis: hyperhomocysteinaemia in inflammatory bowel diseases. Aliment Pharmacol Ther. 2011 Nov; 34 (10): 1173–84.
- Pietrzik, K. (2010): Folic acid and L-5-methyltetrahydrofolate: comparison of clinical pharmacokinetics and pharmacodynamics. Clin Pharmacokinet. 2010 Aug; 49 (8): 535–48.
- Rajdl, D. et al. (2016): Effect of Folic Acid, Betaine, Vitamin B_6, and Vitamin B_{12} on Homocysteine and Dimethylglycine Levels in Middle-Aged Men Drinking White Wine. Nutrients. 2016 Jan 12; 8 (1).
- Scaglione, F. und Panzavolta, G. (2014): Folate, folic acid and 5-methyltetrahydrofolate are not the same thing. Xenobiotica. 2014 May; 44 (5): 480–8.
- Vacek, T.P. et al. (2013): The role of homocysteine in bone remodeling. Clin Chem Lab Med. 2013; 51: 579–590.
- Valente, F.X. et al. (2015): B vitamins related to homocysteine metabolism in adults celiac disease patients: a cross-sectional study. Nutr J. 2015 Oct 20; 14: 110.
- Van Hattum, E.S. et al. (2007): Does folate therapy reduce the risk of coronary restenosis? Neth Heart J. 2007 Jan; 15 (1): 12–5.
- Wang, X. et al. (2007): Efficacy of folic acid supplementation in stroke prevention: a meta-analysis. Lancet. 2007 Jun 2; 369 (9576): 1876–82.
- Xiao, Y. et al. (2013): Dietary protein and plasma total homocysteine, cysteine concentrations in coronary angiographic subjects. Nutr J. 2013; 12: 144.

➡ Jod

- Aceves, C. et al. (2013): The Extrathyronine Actions of Iodine as Antioxidant, Apoptotic, and Differentiation Factor in Various Tissues. Thyroid. 2013; 23 (8): 938–946.https://www.ncbi.nlm.nih.gov/pmc/articles/PMC3752513/, abgerufen am: 29.10.2018.
- Aceves, C.et al. (2005): Is iodine a gatekeeper of the integrity of the mammary gland? J Mammary Gland Biol Neoplasia. 2005 Apr; 10 (2): 189–96. https://www.ncbi.nlm.nih.gov/pubmed/16025225, abgerufen am: 25.10.2018.

- Ban, Y. & Tomer, Y. (2005): Genetic susceptibility in thyroid autoimmunity. Pediatr Endocrinol Rev 3: 20–32.
- Delange F. (2001): Iodine deficiency as a cause of brain damage. Postgraduate Medical Journal. Band 77, Nr. 906, S. 217–220.
- Gärtner, Roland et al.: Recent data on iodine intake in Germany and Europe (Journal of Trace Elements in Medicine and Biology, 2016)
- Gröber, U. (2014): Arzneimittel und Mikronährstoffe – Medikationsorientierte Supplementierung. 3. Aufl. Wissenschaftliche Verlagsgesellschaft Stuttgart.
- Gröber, Uwe (2015): Interaktionen – Arzneimittel und Mikronährstoffe. Wissenschaftliche Verlagsgesellschaft Stuttgart 2015.
- The Euthyroid Consortium: The Krakow Declaration on Iodine: Tasks and Responsibilities for Prevention Programs Targeting Iodine Deficiency Disorders (European Thyroid Journal, 2018)
- Tripathi, R. et al. (2016): Zoledronate and Molecular Iodine Cause Synergistic Cell Death in Triple Negative Breast Cancer through Endoplasmic Reticulum Stress. Nutr Cancer. 2016 May–Jun; 68 (4): 679–88.
- WHO (World Health Organization) 2007: Iodine deficiency in Europe. A continuing public health problem.
- Yeh, T. S. (2014): Analysis of iodine content in seaweed by GC-ECD and estimation of iodine intake. Journal of Food and Drug Analysis. 22 (2): 189–196.

Kreatin

- Anomasiri W, Sanguanrungsirikul S, Saichandee P. Low dose creatine supplementation enhances sprint phase of 400 meters swimming performance. J Med Assoc Thai, 87 Suppl 2, 2004, S 228–32.
- Bassit RA, Curi R, Costa Rosa LFBP. Creatine supplementation reduces plasma levels of pro-inflammatory cytokines and PGE2 after a half-ironman competition. Amino Acids, 35(2), 2008, 425–431.
- Branch JD. Effect of creatine supplementation on body composition and performance: a meta-analysis. Int J Sport Nutr Exerc Metab, 13 (2), 2003, 198–226.
- Buford et al: International Society of Sports Nutrition position stand: creatine supplementation and exercise.
- Burke DG et al. Effect of Creatine and Weight Training on Muscle Creatine and Performance in Vegetarians. Med Sci Sport Exerc, 35 (11), 2003, 1946–1955.
- Casey A, Greenhaff PL. Does dietary creatine supplementation play a role in skeletal muscle metabolism and performance? Am J Clin Nutr, 72 (2), 2000, 607S–617S.
- Chappell AJ, Simper T, Barker ME. Nutritional strategies of high level natural bodybuilders during competition preparation. J Int Soc Sports Nutr, 15, 2018, 4.
- Cooke MB, Rybalka E, Williams AD, Cribb PJ, Hayes A. Creatine supplementation enhances muscle force recovery after eccentrically-induced muscle damage in healthy individuals. J Int Soc Sports Nutr, 6, 2009, 13.
- Cooper R, Naclerio F, Allgrove J, Jimenez A. Creatine supplementation with specific view to exercise/sports performance: an update. J Int Soc Sports Nutr, 9 (1), 2012, 33.

- Cramer JT, Stout JR, Culbertson JY, Egan AD. Effects of Creatine Supplementation and Three Days of Resistance Training on Muscle Strength, Power Output, and Neuromuscular Function. J Strength Cond Res, 21 (3), 2007, 668.
- Escolar DM et al. CINRG randomized controlled trial of creatine and glutamine in Duchenne muscular dystrophy. Ann Neurol, 58 (1), 2005, 151–155.
- Felber S et al. Oral creatine supplementation in Duchenne muscular dystrophy: a clinical and 31P magnetic resonance spectroscopy study. Neurol Res, 22 (2), 2000, 145–150.
- Gill ND, Hall RD, Blazevich AJ. Creatine Serum Is Not as Effective as Creatine Powder for Improving Cycle Sprint Performance in Competitive Male Team-Sport Athletes. J Strength Cond Res, 18 (2), 2004, 272.
- Hadjicharalambous M, Kilduff LP, Pitsiladis YP. Brain serotonin and dopamine modulators, perceptual responses and endurance performance during exercise in the heat following creatine supplementation. J Int Soc Sports Nutr, 5 (1), 2008, 14.
- Jagim AR et al. A buffered form of creatine does not promote greater changes in muscle creatine content, body composition, or training adaptations than creatine monohydrate. J Int Soc Sports Nutr, 9 (1), 2012, 43.
- Karabatsiakis A et al. Mitochondrial respiration in peripheral blood mononuclear cells correlates with depressive subsymptoms and severity of major depression. Transl Psychiatry, 4 (6), 2014, e397–e397.
- Kondo DG, Sung Y-H, Hellem TL, et al. Open-label adjunctive creatine for female adolescents with SSRI-resistant major depressive disorder: A 31-phosphorus magnetic resonance spectroscopy study. J Affect Disord, 135 (1–3), 2011, 354–361.
- Lamontagne-Lacasse M, Nadon R, Goulet E DB. Effect of creatine supplementation on jumping performance in elite volleyball players. Int J Sports Physiol Perform, 6 (4), 2011, 525–533.
- Rawson ES, Volek JS. Effects of creatine supplementation and resistance training on muscle strength and weightlifting performance. J strength Cond Res, 17(4), 2003, 822–831.
- Safdar A, Yardley NJ, Snow R, Melov S, Tarnopolsky MA. Global and targeted gene expression and protein content in skeletal muscle of young men following short-term creatine monohydrate supplementation. Physiol Genomics, 32 (2), 2008, 219–228.
- Santos RV., Bassit R., Caperuto E., Costa Rosa LFB. The effect of creatine supplementation upon inflammatory and muscle soreness markers after a 30km race. Life Sci, 75 (16), 2004, 1917–1924.
- Saremi A, Gharakhanloo R, Sharghi S, Gharaati MR, Larijani B, Omidfar K. Effects of oral creatine and resistance training on serum myostatin and GASP-1. Mol Cell Endocrinol, 317 (1–2), 2010, 25–30.
- Selsby JT, DiSilvestro RA, Devor ST. Mg2+-Creatine Chelate and a Low-Dose Creatine Supplementation Regimen Improve Exercise Performance. J Strength Cond Res, 18 (2), 2004, 311.
- Spillane M et al. The effects of creatine ethyl ester supplementation combined with heavy resistance training on body composition, muscle performance, and serum and muscle creatine levels. J Int Soc Sports Nutr, 6 (1), 2009, 6.

- TARNOPOLSKY MA. Caffeine and Creatine Use in Sport. Ann Nutr Metab, 57 (s2), 2010, 1–8.
- THOMPSON CH, KEMP GJ, SANDERSON AL, et al. Effect of creatine on aerobic and anaerobic metabolism in skeletal muscle in swimmers. Br J Sports Med, 30 (3), 1996, 222–225.
- VEGGI KFT et al. Oral Creatine Supplementation Augments the Repeated Bout Effect. Int J Sport Nutr Exerc Metab, 23, 2013, 378–387.
- VOLEK JS et al. Performance and muscle fiber adaptations to creatine supplementation and heavy resistance training. Med Sci Sports Exerc, 31 (8), 1999, 1147–1156.
- WATT KKO, GARNHAM AP, SNOW RJ. Skeletal muscle total creatine content and creatine transporter gene expression in vegetarians prior to and following creatine supplementation. Int J Sport Nutr Exerc Metab, 14 (5), 2004, 517–531.

Laboruntersuchungen

- HASLACHER, H., et al., A combination of routine blood analytes predicts fitness decrement in elderly endurance athletes. PLOS ONE, 2017. 12 (5): p. e0177174
- ISLIN, H. Interpretation of laboratory results. 2010 2017-09-26]; Available from: https://acutecaretesting.org/en/articles/interpretation-of-laboratory-results.individueller Variabilität bei Sportler
- LIPPI, G., et al., Laboratory medicine and sports: between Scylla and Charybdis. Clin Chem Lab Med, 2012. 50 (8): p. 1309–16.
- SANCHIS-GOMAR, F. and G. Lippi, Physical activity – an important preanalytical variable. Biochem Med (Zagreb), 2014. 24 (1): p. 68–79.
- URHAUSEN, A. and W. Kindermann, Aktuelle Marker für die Diagnostik von Überlastungszuständen in der Trainingspraxis. Dtsch. Z. Sportmed, 2000. 51 (7): p. 8.
- WU, H.J., et al., Effects of 24 h ultra-marathon on biochemical and hematological parameters. World J Gastroenterol, 2004. 10 (18): p. 2711–4.

L-Carnosin

- BANERJEE, S., GHOSH, T. K. & PODDAR, M. K. (2015, December). Carnosine reverses the aging-induced down regulation of brain regional serotonergic system. Mechanisms of Ageing and Development, 152: 5–14, doi: 10.1016/j.mad.2015.09.002.
- ELBARBARY, N. S. et al. (2018, May). The effect of 12 weeks carnosine supplementation on renal functional integrity and oxidative stress in pediatric patients with diabetic nephropathy: a randomized placebo-controlled trial. Pediatric Diabetes, 19 (3): 470–477, doi: 10.1111/pedi.12564.
- HIPKISS, A., R., BAYE, E. & DE COURTEN, B. (2016, November). Carnosine and the processes of ageing. Maturitas, 93: 28–33, doi: 10.1016/j.maturitas.2016.06.002.
- SAUNDERS, B., et al. (2017, May). Twenty-four Weeks of β-Alanine Supplementation on Carnosine Content, Related Genes, and Exercise. Medicine and Science in Sports and Exercise, 49 (5): 896–906, doi: 10.1249/MSS.0000000000001173.
- WALTER, A. A., et al (2010). Six weeks of high-intensity interval training with and without β-alanine supplementation for improving cardiovascular fitness in women. The Journal of Strength & Conditioning Research.

➟ L-Carnitin

- Abdelkarem, et al. (2016): Potential Intervention of alpha- Lipoic Acid and Carnitine on Insulin Sensitivity and Anti-Inflammatory Cytokines Levels in Fructose-Fed Rats, a Model of Metabolic Syndrome. In: Journal of dietary supplements, S. 1–11. DOI: 10.1080/19390211.2016.1203856.
- Ahmed SD, Karira KA, Jagdesh, Ahsan S. Role of L-carnitine in male infertility. JPMA The Journal of the Pakistan Medical Association. 2011 Aug; 61 (8): 732–6. PubMed PMID: 22355991.
- Benvenga, Salvatore; Lapa, Daniela; Cannavo, Salvatore; Trimarchi, Francesco (2003): Successive thyroid storms treated with L-carnitine and low doses of methimazole. In: The American journal of medicine 115 (5), S. 417–418.
- Constantin-Teodosiu et al. Chronic oral ingestion of l-carnitine and carbohydrate increases muscle carnitine content and alters muscle fuel metabolism during exercise in humans. Journal of Physiology, S. 963–973, 2011.
- Guzel: The effects of acute L-carnitine supplementation on endurance performance of athletes. Journal of Strength and Condition Research, S. 514–519, 2014.
- Ho JY et al. l-Carnitine l-tartrate supplementation favorably affects biochemical markers of recovery from physical exertion in middle-aged men and women. Metabolism: clinical and experimental. 2010 Aug; 59 (8): 1190–9. PubMed PMID: 20045157.
- Smith WA, Fry AC, Tschume LC, Bloomer RJ. Effect of glycine propionyl-L-carnitine on aerobic and anaerobic exercise performance. International journal of sport nutrition and exercise metabolism. 2008 Feb; 18 (1): 19–36. PubMed PMID: 18272931.
- Stephens Francis B. et al. (2013): Skeletal muscle carnitine loading increases energy expenditure, modulates fuel metabolism gene networks and prevents body fat accumulation in humans. In: The Journal of Physiology 591 (18), S. 4655–4666. DOI: 10.1113/jphysiol.2013.255364.
- Volek JS, et al. L-Carnitine L-tartrate supplementation favorably affects markers of recovery from exercise stress. Am J Physiol Endocrinol Metab. 2002 Feb; 282 (2): E474–82.
- Wachter S et al. Long-term administration of L-carnitine to humans: effect on skeletal muscle carnitine content and physical performance. Clinica chimica acta; international journal of clinical chemistry. 2002 Apr; 318 (1–2): 51–61. PubMed PMID: 11880112.
- Zhang JJ et al. L-carnitine ameliorated fasting-induced fatigue, hunger, and metabolic abnormalities in patients with metabolic syndrome: a randomized controlled study. Nutr J. 2014 Nov 26; 13: 110. PubMed PMID: 25424121. Pubmed Central PMCID: PMC4258024.

➟ L-Carnitin-L-Tartrate

- Inoue, K., et al. Androgen receptor antagonist suppresses exercise-induced hypertrophy of skeletal muscle. Eur J Appl Physiol Occup Physiol 69 (1): 88–91, 1994.
- Kraemer, W.J., et al. Androgenic Responses to resistance exercise: Effects of feeding and L-Carnitine. Med Sci Sports Exerc 38 (7): 1288–1296, 2006.

- Kraemer, W.J., et al. The Effects of L-Carnitine L-Tartrate supplementation on hormonal responses to resistance exercise and recovery. J Strength Cond Res 17 (3): 455–462, 2003.
- Lee, W.J., et al. Regulation of androgen receptor expression at the onset of functional overload in rat plantaris muscle. Am J Physiol Regul Integr Comp Physiol 285 (5): R1076-R1085, 2003.
- Ratamess, N.A., et al. Androgen receptor content following heavy resistance exercise in men. J Steroid Biochem Mol Biol 93 (1): 35–42, 2005.
- Willoughby, D.S., and L. Taylor. Effects of sequential bouts of resistance exercise on androgen receptor expression. Med Sci Sports Exerc 36 (9): 1499–1506, 2004.

Magnesium

- Alberto Ascherio et al. Prospective Study of Nutritional Factors, Blood Pressure, and Hypertension Among US Women. Hypertension. 1996; 27: 1065–1072.
- Behnood Abbasi, et al The effect of magnesium supplementation on primary insomnia in elderly: A double-blind placebo-controlled clinical trial. J Res Med Sci. 2012 Dec; 17 (12): 1161–1169.
- Doyle L, Flynn A, Cashman K. The effect of magnesium supplementation on biochemical markers of bone metabolism or blood pressure in healthy young adult females. Eur J Clin Nutr. 1999 Apr; 53 (4): 255–61.
- Garfinkel D, Garfinkel L. Magnesium and regulation of carbohydrate metabolism at the molecular level. Magnesium. 1988; 7 (5–6): 249–61.
- Held K et al. Oral Mg(2+) supplementation reverses age-related neuroendocrine and sleep EEG changes in humans. Pharmacopsychiatry. 2002 Jul; 35 (4): 135–43.
- Mooren FC, et al. Oral magnesium supplementation reduces insulin resistance in non-diabetic subjects – a double-blind, placebo-controlled, randomized trial. Diabetes Obes Metab. 2011 Mar; 13 (3): 281–4. doi: 10.1111/j.1463-1326.2010.01332.x.
- Pfaffenrath V et al. Magnesium in the prophylaxis of migraine--a double-blind placebo-controlled study. Cephalalgia. 1996 Oct; 16 (6): 436–40.
- Ruy Lopez-Ridaura, MD et al. Magnesium Intake and Risk of Type 2 Diabetes in Men and Women Diabetes Care 2004 Jan; 27 (1): 134–140. https://doi.org/10.2337/diacare.27.1.134

Mitochondrien

- Gerhard Michal, Dietmar Schomburg: Biochemical Pathways; A John Wiley & Sons, Inc., Publication, 2012.
- Kristin Filler, Debra Lyon et al.: Association of mitochondrial dysfunction and fatigue: A review of the literature; BBA Clinical, Volume 1, June 2014, Pages 12–23.
- Martin Kohlmeier: Nutrient Metabolism, Academic Press/ Elsevier; 2015.
- Ribas V, García-Ruiz C, Fernández-Checa JC: Glutathione and mitochondria; Front Pharmacol. 2014 Jul 1; 5: 151.
- Sanoobar M, Dehghan P et al.: Coenzyme Q10 as a treatment for fatigue and depression in multiple sclerosis patients: A double blind randomized clinical trial; Nutr Neurosci. 2015 Jan 20.

Nucleo Cell

- Davidson et al., 2002: A randomised, double blind placebo controlled Phase II exploratory trial to assess the effect of Nucell supplementation on perceived symptoms of the common cold and markers of immune function. Queen Margaret University College, Dep. Of Dietetics, Edinburgh, Scotland.
- McNaughton et al, 2007: The effects of a nucleotide supplement on the immune and metabolic response to short term, high intensity exercise performance in trained male subjects. J Sports Med Phys Fitness, 47 (1): 112–118.

Nukleotide

- Grimble, G.K., 1996: Why are dietary nucleotides essential nutrients? British Journal of Nutrition, 76, 475–478, London.
- Köppel, P., 2001: The Role of Nucleotides in The Body. Unpublished, Pro Bio, Switzerland.
- Uauy, R., 1994: Nonimmune System Response to Dietary Nucleotides. Journal of Nutrition, Vol 124, 157S–159S.
- Van Buren, C.T., 1994: The Role of Nucleotides in Adult Nutrition. Journal of Nutrition, Vol 124, 160S–164S.

Omega 3 Fettsäuren

- Harris WS, del Gobbo L, Tintle NL. The Omega-3 Index and relative risk for coronary heart disease mortality: Estimation from 10 cohort studies. Atherosclerosis 2017; 262: 51–4 [6] Schuchardt JP, Hahn A. Bioavailability of long-chain omega-3 fatty acids. Prostaglandins Leukot Essent Fatty Acids 2013; 89: 1–8.
- Kleber ME et al. Omega-3 fatty acids and mortality in patients referred for coronary angiography – The Ludwigshafen Risk and Cardiovascular Health Study. Atherosclerosis 2016; 252: 157–81.
- Heydari B, Abdullah S, Pottala JV, et al. Effect of Omega-3 Acid Ethyl Esters on Left Ventricular Remodeling After Acute Myocardial Infarction: The OMEGA-REMODEL Randomized Clinical Trial. Circulation. 2016; 134: 378–91.
- Köhler A, Heinrich J, von Schacky C. Bioavailability of dietary omega-3 fatty acids in a variety of sausages in healthy individuals. Nutrients 2017; 9: 629.
- Schacky C, Haslbauer R, Kemper M, Halle M. Low Omega-3 Index in 106 German elite winter endurance Athletes – A pilot study. International Journal of Sport Nutrition & Exercise Metabolism 2014; 24: 559–64.
- Wilson PB, Madrigal LA. Associations Between Whole Blood and Dietary Omega-3 Polyunsaturated Fatty Acid Levels in Collegiate Athletes. Int J Sport Nutr Exerc Metab. 2016; 26: 497–505.

Rutin

- Akhtar, N.M. et al. (2004): Oral enzyme combination versus diclofenac in the treatment of osteoarthritis of the knee--a double-blind prospective randomized study. Clin Rheumatol. 23 (5): 410–5.
- AlSharari, S.D. et al. (2016): Rutin Attenuates Hepatotoxicity in High-Cholesterol-Diet-Fed Rats. Oxid Med Cell Longev. 2016; 2016: 5436745.

- Carr, A.C. & Vissers, M.C.M. (2013): Synthetic or Food-Derived Vitamin C – Are They Equally Bioavailable? Nutrients. 5 (11): 4284–4304.
- Choi, J.H. et al. (2015): Anti-thrombotic effect of rutin isolated from Dendropanax morbifera Leveille. J Biosci Bioeng. 120 (2): 181–6.
- Choi, J.K. & Kim, S.H. (2013): Rutin suppresses atopic dermatitis and allergic contact dermatitis. Exp Biol Med (Maywood). 238 (4): 410–7.
- Ferlemi, A.V. et al. (2016): Quercetin glycosides and chlorogenic acid in highbush blueberry leaf decoction prevent cataractogenesis in vivo and in vitro: Investigation of the effect on calpains, antioxidant and metal chelating properties. Exp Eye Res. 145: 258–268.
- Ganeshpurkar, A. & Saluja, A.K. (2017.): Protective effect of rutin on humoral and cell mediated immunity in rat model. Chem Biol Interact. 273: 154–159.
- Mascaraque, C. et al. (2014): Rutin has intestinal antiinflammatory effects in the CD4+ CD62L+ T cell transfer model of colitis. Pharmacol Res. 90: 48–57.
- Mendes-Junior, L.d. et al. (2013): Oral supplementation with the rutin improves cardiovagal baroreflex sensitivity and vascular reactivity in hypertensive rats. Appl Physiol Nutr Metab. 38 (11): 1099–106.
- Muthenna, P. et al. (2012): Inhibition of advanced glycation end-product formation on eye lens protein by rutin. Br J Nutr. 107 (7): 941–9.
- Nebbioso, M. et al. (2013): Treatment of glaucomatous patients by means of food supplement to reduce the ocular discomfort: a double blind randomized trial. Eur Rev Med Pharmacol Sci. 17 (8): 1117–22.
- Perera, N., et al. (2012): Phlebotonics for haemorrhoids. Cochrane Database Syst Rev. (8): CD004322.
- Pósfai, E. et al. (2014): Teratogenic effect of hydroxyethylrutoside, a flavonoid derivate drug--a population-based case-control study. J Matern Fetal Neonatal Med. 27 (11): 1093–8.
- Sasikala, V. et al. (2013): Rutin ameliorates free radical mediated cataract by enhancing the chaperone activity of α-crystallin. Graefes Arch Clin Exp Ophthalmol. 251 (7): 1747–55.
- Scallon, C. et al. (2013): Flavonoids for treating venous leg ulcers. Cochrane Database Syst Rev. 31; (5): CD006477.

Selen

- Akbaraly TN, Hininger-Favier I, Carrière I, Arnaud J, Gourlet V, Roussel AM, Berr C. Plasma selenium over time and cognitive decline in the elderly. Epidemiology. 2007 Jan; 18 (1): 52–8.
- Burbano X et al. Impact of a selenium chemoprevention clinical trial on hospital admissions of HIV-infected participants. HIV Clin Trials. 2002 Nov–Dec; 3 (6): 483–91.
- Burk RF et al. Effects of chemical form of selenium on plasma biomarkers in a high-dose human supplementation trial. Cancer Epidemiol Biomarkers Prev. 2006 Apr; 15(4): 804–10.
- Caroline R. B. Rocourt and Wen-Hsing Cheng. Selenium Supranutrition: Are the Potential Benefits of Chemoprevention Outweighed by the Promotion of Diabetes and Insulin Resistance? Nutrients 2013, 5 (4), 1349–1365; doi:10.3390/nu5041349.

- Duffield-Lillico AJ et al. Nutritional Prevention of Cancer Study Group. Selenium supplementation, baseline plasma selenium status and incidence of prostate cancer: an analysis of the complete treatment period of the Nutritional Prevention of Cancer Trial. BJU Int. 2003 May; 91 (7): 608–12.
- Duntas LH. Selenium and inflammation: underlying anti-inflammatory mechanisms. Horm Metab Res. 2009 Jun; 41 (6): 443–7. doi: 10.1055/s-0029-1220724. Epub 2009 May 5.
- Gao S et al. Selenium level and cognitive function in rural elderly Chinese. Am J Epidemiol. 2007 Apr 15; 165 (8): 955–65. Epub 2007 Jan 31.
- Gosney MA, Hammond MF, Shenkin A, Allsup S. Effect of micronutrient supplementation on mood in nursing home residents. Gerontology. 2008; 54 (5): 292–9. doi: 10.1159/000131886. Epub 2008 May 8.
- Hawkes WC et al. High-selenium yeast supplementation in free-living North American men: no effect on thyroid hormone metabolism or body composition. J Trace Elem Med Biol. 2008; 22 (2): 131–42. doi: 10.1016/j.jtemb.2007.11.005. Epub 2008 Jan 31.
- Hoffmann PR, Berry MJ. The influence of selenium on immune responses. Mol Nutr Food Res. 2008 Nov; 52 (11): 1273–80. doi: 10.1002/mnfr.200700330.
- Kesse-Guyot E et al. French adults‘ cognitive performance after daily supplementation with antioxidant vitamins and minerals at nutritional doses. Am J Clin Nutr. 2011 Sep; 94 (3): 892–9. doi: 10.3945/ajcn.110.007815. Epub 2011 Jul 20.
- Loef M, Schrauzer GN, Walach H. Selenium and Alzheimer‘s disease: a systematic review. J Alzheimers Dis. 2011; 26 (1): 81–104. doi: 10.3233/JAD-2011-110414.
- Manikandan R, Thiagarajan R, Beulaja S, Sudhandiran G, Arumugam M. Curcumin protects against hepatic and renal injuries mediated by inducible nitric oxide synthase during selenium-induced toxicity in Wistar rats. Microsc Res Tech. 2010 Jun; 73 (6): 631–7. doi: 10.1002/jemt.20802.
- Rasmussen LB et al. Selenium status, thyroid volume, and multiple nodule formation in an area with mild iodine deficiency. Eur J Endocrinol. 2011 Apr; 164 (4): 585–90. doi: 10.1530/EJE-10-1026. Epub 2011 Jan 17.
- Rayman MP et al. Effect of supplementation with high-selenium yeast on plasma lipids: a randomized trial. Ann Intern Med. 2011 May 17; 154 (10): 656–65. doi: 10.7326/0003-4819-154-10-201105170-00005.
- Rayman MP et al. Randomized controlled trial of the effect of selenium supplementation on thyroid function in the elderly in the United Kingdom. Am J Clin Nutr. 2008 Feb; 87 (2): 370–8.
- Rayman MP. Selenium and human health. Lancet. 2012 Mar 31; 379 (9822): 1256–68. doi: 10.1016/S0140-6736(11)61452-9. Epub 2012 Feb 29.
- Shafiei Neek L, Gaeini AA, Choobineh S. Effect of zinc and selenium supplementation on serum testosterone and plasma lactate in cyclist after an exhaustive exercise bout. Biol Trace Elem Res. 2011 Dec; 144 (1–3): 454–62. doi: 10.1007/s12011-011-9138-2. Epub 2011 Jul 9.
- Shahar A et al. Plasma selenium is positively related to performance in neurological tasks assessing coordination and motor speed. Mov Disord. 2010 Sep 15; 25 (12): 1909–15. doi: 10.1002/mds.23218.

- Sieja K, Talerczyk M. Selenium as an element in the treatment of ovarian cancer in women receiving chemotherapy. Gynecol Oncol. 2004 May; 93 (2): 320–7.
- Stranges S et al. Effects of selenium supplementation on cardiovascular disease incidence and mortality: secondary analyses in a randomized clinical trial. Am J Epidemiol. 2006 Apr 15; 163 (8): 694–9. Epub 2006 Feb 22.
- Thomson CD et al. Brazil nuts: an effective way to improve selenium status. Am J Clin Nutr. 2008 Feb; 87 (2): 379–84.
- Vidlar A et al. The safety and efficacy of a silymarin and selenium combination in men after radical prostatectomy - a six month placebo-controlled double-blind clinical trial. Biomed Pap Med Fac Univ Palacky Olomouc Czech Repub. 2010 Sep; 154 (3): 239–44.
- Zhi Huang et al. The Role of Selenium in Inflammation and Immunity: From Molecular Mechanisms to Therapeutic Opportunities. Antioxid Redox Signal. 2012 Apr 1; 16 (7): 705–743.
- Zimmermann MB, Köhrle J. The impact of iron and selenium deficiencies on iodine and thyroid metabolism: biochemistry and relevance to public health. Thyroid. 2002 Oct; 12 (10): 867–78.

Sport und Mikronährstoffe

- Breymann, C. (2015). Mikronährstoffe. ZORA.
- Ekmekcioglu, C. (2011). Spurenelemente: Eine sinnvolle Ergänzung? Journal für Ernährungsmedizin.
- Gröber, U. (2008). Orthomolekulare Medizin: Ein Leitfaden für Apotheker und Ärzte.
- Haber, P. (2005). Leitfaden zur medizinischen Trainingsberatung. Springer.
- Olbrich, I. (2006). Supplementierung von Mikronährstoffen im Alter (Teil 1). Journal für Ernährungsmedizin.

Vitamin A

- Beijer MR, Kraal G, den Haan JM. Vitamin A and dendritic cell differentiation. Immunology. 2014 May; 142 (1): 39–45.
- Cruz S, da Cruz SP, Ramalho A. Impact of Vitamin A Supplementation on Pregnant Women and on Women Who Have Just Given Birth: A Systematic Review. J Am Coll Nutr. 2017 Oct 31: 1–8.
- Dr. Padam Pande Vitamin A deficiency Symptoms, Causes and Treatment
- Grune T, Lietz G, Palou A, et al. β-Carotene Is an Important Vitamin A Source for Humans. J Nutr. 2010; 140 (12): 2268S–2285S.
- Nagao A. Oxidative conversion of carotenoids to retinoids and other products. J Nutr. 2004 Jan; 134 (1): 237S–240S.
- Rössner S, Sjöström L, Noack R. Weight loss, weight maintenance, and improved cardiovascular risk factors after 2 years treatment with orlistat for obesity. European Orlistat Obesity Study Group. Obes Res. 2000 Jan; 8 (1): 49–61.

B-Vitamine

- Reuters, „B vitamins found to halve brain shrinkage in old“ Wed Sep 8, 2010 5:01 pm EDT.
- Smith A. et al., „Homocysteine-Lowering by B Vitamins Slows the Rate of Accelerated Brain Atrophy in Mild Cognitive Impairment“ September 8, 2010 DOI: 10.1371/journal.pone.0012244.

Vitamin B_1 Thiamin

- Alaei Shahmiri, F. et al. (2013): High-dose e supplementation improves glucose tolerance in hyperglycemic individuals: a randomized, double-blind cross-over trial. Eur J Nutr. 52 (7): 1821–4.
- J.J. et al. (2013): Thiamine Supplementation for the Treatment of Heart Failure: A Review of the Literature. Congest. 19 (4): 214–222.
- Katta, N. et al. (2016): Does Long-Term Furosemide Therapy Cause Thiamine Deficiency in Patients with Heart Failure? A Focused Review. Am J Med. 129 (7): 753.e7–753.
- Michalak, S. (2013): Erythrocyte transketolase activity in patients with diabetic and alcoholic neuropathies. Folia Neuropathol. 51 (3): 222–6.
- Nabokina, S.M. et al. (2014): Molecular Identification and Functional Characterization of the Human Colonic Thiamine Pyrophosphate Transporter. J Biol Chem. 289 (7): 4405–4416.
- Pan, X. et al. (2016): Long-Term Cognitive Improvement After Benfotiamine Administration in Patients with Alzheimer‘s Disease. Neurosci Bull. 32 (6): 591–596.
- Pan, X. et al. (2017): Enhanced Activities of Blood Thiamine Diphosphatase and Monophosphatase in Alzheimer‘s Disease. PLoS One. 12 (1): e0167273.
- Shavlovskaya, O.A. (2017): Neurotropic effect of B vitamins in the complex treatment of pain syndrome. Zh Nevrol Psikhiatr Im S S Korsakova. 117 (9): 118–123.

Vitamin B_2 Riboflavin

- Boehnke, C. (2004): High-dose riboflavin treatment is efficacious in migraine prophylaxis: an open study in a tertiary care centre. Eur J Neurol 11 (7): 475–477.
- Palmery M. et al. (2013): Oral contraceptives and changes in nutritional requirements. Eur Rev Med Pharmacol Sci. 2013 Jul; 17 (13): 1804–13.
- Wardenaar F. et al. (2017): Micronutrient Intakes in 553 Dutch Elite and Sub-Elite Athletes: Prevalence of Low and High Intakes in Users and Non-Users of Nutritional Supplements. Nutrients. 2017 Feb 15; 9 (2). pii: E142. doi: 10.3390/nu9020142.
- Woolf K., Manore M.M. (2006): B-vitamins and exercise: does exercise alter requirements? Int J Sport Nutr Exerc Metab. Oct; 16 (5): 453–84.

Vitamin B_3 Niacin

- AIM-HIGH Investigators (2011): Niacin in patients with low HDL cholesterol levels receiving intensive statin therapy. The New England Journal of Medicine 365 (24), S. 2255–2267.
- Bilgili SG, Karadag AS, Calka O, Altun F (2011): Isoniazid-induced pellagra. Cutan Ocul Toxicol. Dec; 30 (4): 317–319.

- Chan LK, Leung PS (2015): Multifaceted interplay among mediators and regulators of intestinal glucose absorption: potential impacts on diabetes research and treatment. Am J Physiol Endocrinol Metab 309 (11), S. E887–899.
- la Paz SM et al. (2016): Pharmacological Effects of Niacin on Acute Hyperlipemia. Curr Med Chem 23 (25), S. 2826–2835.
- Li R, et al. (2016). Pellagra Secondary to Medication and Alcoholism: A Case Report and Review of the Literature. Nutr Clin Pract. Aug 4.
- Liu L et al. (2016): Dietary Niacin Supplementation Suppressed Hepatic Lipid Accumulation in Rabbits. Asian-Australas J Anim Sci. Dec; 29 (12): 1748–1755.
- Minto C, Vecchio MG, Lamprecht M, Gregori D (2017): Definition of a tolerable upper intake level of niacin: a systematic review and meta-analysis of the dose-dependent effects of nicotinamide and nicotinic acid supplementation. Nutr Rev. 2017 May 25.
- Muraki S et al. (2014): Association of dietary intake with joint space narrowing and osteophytosis at the knee in Japanese men and women: the ROAD study.
- Sii, Y. et al. (2012): Protective effects of nicotinamide against acetaminophen-induced acute liver injury. Int Immunopharmacol. 2012 Dec; 14 (4): 530–7.

Vitamin B_5 Pantothensäure

- Davis, M.G. et al. (2011). A novel cosmetic approach to treat thinning hair. Br J Dermatol. 165 Suppl 3: 24–30.
- Gominak, S.C. (2016): Vitamin D deficiency changes the intestinal microbiome reducing B vitamin production in the gut. The resulting lack of pantothenic acid adversely affects the immune system, producing a „pro-inflammatory" state associated with atherosclerosis and autoimmunity. Med Hypotheses 94: 103–7.
- Jung, S. et al. (2017): The long-term relationship between dietary pantothenic acid (vitamin B5) intake and C-reactive protein concentration in adults aged 40 years and older. Nutr Metab Cardiovasc Dis. 27 (9): 806–816.
- Kennedy, D.O. (2016): B Vitamins and the Brain: Mechanisms, Dose and Efficacy – A Review. Nutrients 8 (2): 68.
- Kobayashi, D. et al. (2011): The effect of pantothenic acid deficiency on keratinocyte proliferation and the synthesis of keratinocyte growth factor and collagen in fibroblasts. J Pharmacol Sci. 115 (2): 230–234.
- Nitto, T. & Onodera K. (2013): The linkage between coenzyme a metabolism and inflammation: roles of pantetheinase. J Pharmacol Sci. 123 (1): 1–8.
- Rucker, R.B. et al. (2013): Pantothenic acid. In: Zempleni J., Suttie J.W., Gregory J.F. III, Stover P.J., editors. Handbook of Vitamins. 5th ed. CRC Press, Boca Raton, FL, USA.
- Said, H.M. (2011): Intestinal absorption of water-soluble vitamins in health and disease. Biochem J. 437 (3): 357–372.
- Wall, B.T. et al (2012): Acute pantothenic acid and cysteine supplementation does not affect muscle coenzyme A content, fuel selection, or exercise performance in healthy humans. J Appl Physiol (1985). 112 (2): 272–8.
- Yang, M. et al. (2014): A randomized, double-blind, placebo-controlled study of a novel pantothenic Acid-based dietary supplement in subjects with mild to moderate facial acne. Dermatol Ther. (Heidelb).

Vitamin B_6

- Chittumma, P. et al. (2007): Comparison of the effectiveness of ginger and vitamin B6 for treatment of nausea and vomiting in early pregnancy: a randomized double-blind controlled trial. J Med Assoc Thai. 2007 Jan; 90 (1): 15–20.
- Dolina, S. et al. (2013): Attention-deficit hyperactivity disorder (ADHD) as a pyridoxine-dependent condition: Urinary diagnostic biomarkers. Med Hypotheses 21 pii:S0306-9877(13)00545-8.
- Gariballa, S. E. (2012): Effects of mixed dietary supplements on total plasma homocysteine concentrations (tHcy): a randomized, double-blind, placebo-controlled trial. Int J Vitam Nutr Res 82 (4): 260–266.
- Matok, I. et al. (2014): Studying the antiemetic effect of vitamin B6 for morning sickness: pyridoxine and pyridoxal are prodrugs. J Clin Pharmacol. 54 (12): 1429–33.
- Mazza, A. et al. (2016): Nutraceutical approaches to homocysteine lowering in hypertensive subjects at low cardiovascular risk: a multicenter, randomized clinical trial. J Biol Regul Homeost Agents. 30 (3): 921–927.
- Var, C. et al. (2014): Supplementation with vitamin B_6 reduces side effects in Cambodian women using oral contraception. Nutrients. 6 (9): 3353–62.

Vitamin B_9

- Caudill, M.A. (2010): Folate bioavailability: implications for establishing dietary recommendations and optimizing status. Am J Clin Nutr. 91(5): 1455S–1460S.
- Cui S., et al. (2017): Folic acid attenuates homocysteine and enhances antioxidative capacity in atherosclerotic rats. Appl Physiol Nutr Metab.
- Dong, H. et al. (2015): Efficacy of Supplementation with B Vitamins for Stroke Prevention: A Network Meta-Analysis of Randomized Controlled Trials. PLoS One. 10 (9) e 0137533.
- Hwang, S.Y. et al. (2017): Folic Acid is Necessary for Proliferation and Differentiation of C2C12 Myoblasts. J Cell Physiol.
- Krawinkel, M. B. et al. (2014): Revised D-A-CH intake recommendations for folate: how much is needed? Eur J Clin Nutr 68: 719–723.
- Nguyen, P.H. et al. (2017): Impact of preconceptional micronutrient supplementation on maternal mental health during pregnancy and postpartum: results from a randomized controlled trial in Vietnam. BMC Womens Health. 17 (1): 44.
- Octavia Y., et al. (2017): Folic acid reduces doxorubicin-induced cardiomyopathy by modulating endothelial nitric oxide synthase. J Cell Mol Med.
- Patanwala, I. et al. (2014): Folic acid handling by the human gut: implications for food fortification and supplementation. Am J Clin Nutr. 2014 Aug; 100 (2): 593–599.
- Shea, B. et al. (2013): Folic acid and folinic acid for reducing side effects in patients receiving methotrexate for rheumatoid arthritis. Cochrane Database Syst Rev. 2013 May 31; (5): CD000951.
- Shere, M. et al. (2015): Association Between Use of Oral Contraceptives and Folate Status: A Systemtic Review and Meta-Analysis. J Obstet Gynaecol Can 37 (5): 430–438.

- SMOLEN, J.S. et al. (2017): A randomised, double-blind trial to demonstrate bioequivalence of GP2013 and reference rituximab combined with methotrexate in patients with active rheumatoid arthritis. Ann Rheum Dis.
- VOLLSET S.E. et al (2013): Effects of folic acid supplementation on overall and site-specific cancer incidence during the randomised trials: meta-analyses of data on 50 000 individuals. The Lancet 381 (9871): 1029–1036.
- ZHAO M. (2017): Meta-analysis of folic acid efficacy trials in stroke prevention: Insight into effect modifiers. Neurology. 88 (19): 1830–1838.

→ Vitamin B_{12} und Narkosen

- BAUM, V.C. (2007), When nitrous oxide is no laughing matter: nitrous oxide and pediatric anesthesia. Pediatric Anesthesia, 17: 824–830. doi: 10.1111/j.1460-9592.2007.02264.x.
- HADZIC A, GLAB K, SANBORN KV, THYS DM. Severe neurologic deficit after nitrous oxide anesthesia. Anesthesiology 1995, 83 (4): 863--866.
- JEGLITSCH, A., F. G. MATHERS, BÜRKLE V. Lachgassedierung in der Kinderzahnheilkunde. Stomatologie, 2014, 111. Jg., Nr. 4–5, S. 182–187.
- MARIÉ R, LE BIEZ E, BUSSON P, et al. Nitrous Oxide Anesthesia–Associated Myelopathy. Arch Neurol. 2000; 57 (3): 380–382. doi:10.1001/archneur.57.3.380.
- SCHMITT EL, BAUM VC. Nitrous oxide in pediatric anesthesia: friend or foe? Curr Opin Anaesthesiol. 2008 Jun; 21 (3): 356–9.

→ Vitamin B_{12}

- ARODA, V. R. et al. (2016): Long-term Metformin Use and Vitamin B_{12} Deficiency in the Diabetes Prevention Program Outcomes Study. J Clin Endocrinol Metab. 101 (4): 1754–61.
- CHENG, D. et al. (2016): B vitamin supplementation improves cognitive function in the middle aged and elderly with hyperhomocysteinemia. Nutr Neurosci. 19 (10): 461–466. Epub 2016 Mar 2.
- DEBRECENI, B. & DEBRECENI, L. (2014): The role of homocysteine-lowering B-vitamins in the primary prevention of cardiovascular disease. Cardiovasc Ther. 32 (3): 130–8.
- HOOSHMAND, B. et al. (2012): Associations between serum homocysteine, holotranscobalamin, folate and cognition in the elderly: a longitudinal study Hooshmand B et al J Int Med 271: 204–212.
- KÖBE, T. et al. (2016): Vitamin B-12 concentration, memory performance, and hippocampal structure in patients with mild cognitive impairment. Am J Clin Nutr. 103 (4): 1045–54.
- MIKKELSEN, K. et al. (2016): The Effects of Vitamin B in Depression. Curr Med Chem. 23 (38): 4317–4337.
- SIEBERT, A.K. et al. (2017): Vitamin B-12-fortified toothpaste improves vitamin status in vegans: a 12-wk randomized placebo-controlled study. Am J Clin Nutr. 105 (3): 618–625.
- VIDAL-ALABALL, J. et al. (2005): Oral vitamin B12 versus intramuscular vitamin B_{12} for vitamin B_{12} deficiency. Cochrane Database Syst Rev. (3):CD004655.

- Walker, J.G. et al. (2012): Oral folic acid and vitamin B-12 supplementation to prevent cognitive decline in community-dwelling older adults with depressive symptoms--the Beyond Ageing Project: a randomized controlled trial. Am J Clin Nutr. 95 (1): 194–203.

Vitamin C

- Hemilä H et al., Vitamin C Can Shorten the Length of Stay in the ICU: A Meta-Analysis, März 2019, Nutrients.
- Inoue T, Komoda H, Uchida T, et al., Tropical fruit camu-camu (Myrciaria dubia) has anti-oxidative and anti-inflammatory properties. J Cardiol. 2008; 52: 127–132.
- Langley P et al., Antioxidant and associated capacities of camu camu (Myrciaria dubai): a systematic review. J Altern Comp Med. 2015; 21 (1): 8–14.
- Long CL et al., Ascorbic acid dynamics in the seriously ill and injured. J. Surg. Res. 2003, 109, 144–148.
- Paddock C, Vitamin C can cut time spent in intensive care units, 29. März 2019, MedicalNewsToday.
- Rümelin A et al., Metabolic clearance of the antioxidant ascorbic acid in surgical patients. J. Surg. Res. 2005, 129, 46–51.
- Rümelin A, Early postoperative substitution procedure of the antioxidant ascorbic acid. J. Nutr. Biochem. 2005, 16, 104–108.
- Siriwardhana N, Kalupahan N, Cekanova M, et al., Modulation of adipose tissue inflammation by bioactive food compounds. J Nutr Biochem. 2013; 24 (4): 613–23.
- Traber M and Stevens J. Vitamins C and E: beneficial effects from a mechanistic perspective. Free Radic Biol Med. 2012; 51 (5): 1000–1013.

Vitamin D

- Cicarma E, Porojnicu AC, Lagunova Z. Sun and sun beds: inducers of vitamin D and skin cancer. Anticancer Res. 2009; 29 (9): 3495–500.
- Iwamoto J, Takeda T, Ichimura S. Effect of combined administration of vitamin D_3 and vitamin K_2 on bone mineral density of the lumbar spine in postmenopausal women with osteoporosis. J Orthop Sci. 2000; 5 (6): 546–51.
- Jones G. Pharmacokinetics of vitamin D toxicity. Am J Clin Nutr 2008; 88 (suppl): 582S–6S.
- Karpiński M, Popko J, Maresz K. Roles of Vitamins D and K, Nutrition, and Lifestyle in Low-Energy Bone Fractures in Children and Young Adults. J Am Coll Nutr. 2017 Jul; 36 (5): 399–412.
- Ozkan B, Hatun S, Bereket A. Vitamin D intoxication. Turk J Pediatr. 2012 Mar–Apr; 54 (2): 93–8.
- Schwalfenberg GK. Vitamins K_1 and K_2: The Emerging Group of Vitamins Required for Human Health. J Nutr Metab. 2017; 2017: 6254836.
- van Ballegooijen AJ, Pilz S, Tomaschitz A. The Synergistic Interplay between Vitamins D and K for Bone and Cardiovascular Health: A Narrative Review. Int J Endocrinol. 2017; 2017: 7454376.

Vitamin E

- Ahsan H, Ahad A, Iqbal J, Siddiqui WA. Pharmacological potential of tocotrienols: a review. Nutr Metab (Lond). 2014 Nov 12; 11 (1): 52. doi: 10.1186/1743-7075-11-52. eCollection 2014.
- Comitato R, Ambra R, Virgili F. Tocotrienols: A Family of Molecules with Specific Biological Activities. Antioxidants (Basel). 2017 Nov 18; 6 (4).
- Jiang Q. Natural forms of vitamin E: metabolism, antioxidant, and anti-inflammatory activities and their role in disease prevention and therapy. Free Radic Biol Med. 2014 Jul; 72: 76–90.
- Ma E, Iso H, Yamagishi K. Dietary Antioxidant Micronutrients and All-Cause Mortality: The Japan Collaborative Cohort Study for Evaluation of Cancer Risk. J Epidemiol. 2018 May 26.
- Nor Azman NHE, Goon JA, Abdul Ghani SM. Comparing Palm Oil, Tocotrienol-Rich Fraction and α-Tocopherol Supplementation on the Antioxidant Levels of Older Adults. Antioxidants (Basel). 2018 May 28; 7 (6).
- Peh HY, Tan WS, Liao W. Vitamin E therapy beyond cancer: Tocopherol versus tocotrienol. Pharmacol Ther. 2016 Jun; 162: 152–69.
- Rendón-Ramírez AL, Maldonado-Vega M, Quintanar-Escorza MA. Effect of vitamin E and C supplementation on oxidative damage and total antioxidant capacity in lead-exposed workers. Environ Toxicol Pharmacol. 2014 Jan; 37 (1): 45–54.
- Singh U, Jialal I. Anti-inflammatory effects of alpha-tocopherol. Ann N Y Acad Sci. 2004 Dec; 1031: 195–203.
- Trpkovic A et al. Oxidized low-density lipoprotein as a biomarker of cardiovascular diseases. Crit Rev Clin Lab Sci. 2015; 52 (2): 70–85. doi: 10.3109/10408363.2014.992063. Epub 2014 Dec 24.
- Yoshida Y et al. Chemical reactivities and physical effects in comparison between tocopherols and tocotrienols: physiological significance and prospects as antioxidants. J of Biosci and Bioeng. 2007; 104 (6): 439–445.

Wundheilung

- Arnold, Meghan; Barbul, Adrian (2006). Nutrition and Wound Healing. Plastic and Reconstructive Surgery 117, 42S–58S.
- Barbosa, E. et al. (2009). Supplementation of Vitamin E, Vitamin C, and Zinc Attenuates Oxidative Stress in Burned Children: A Randomized, Double-blind, Placebo-controlled Pilot Study. Journal of Burn Care & Research 30, 859–866.
- Blass, S.C. et al (2012). Time to Wound Closure in Trauma Patients with Disorders in Wound Healing is Shortened by Supplements Containing Antioxidant Micronutrients and Glutamine: A PRCT. Clinical Nutrition 31, 469–475.
- Lansdown, Alan B G. et al. (2007). Zinc in Wound Healing: Theoretical, Experimental, and Clinical Aspects. Wound Repair and Regeneration: Official Publication of the Wound Healing Society [and] the European Tissue Repair Society 15 (1), 2–16.
- Lee, S.K. et al. (2006). Pressure Ulcer Healing with a Concentrated, Fortified, Collagen Protein Hydrolysate Supplement: A Randomized Controlled Trial. Advances in Skin & Wound Care 19 (2), 92–96.

- Sibilla, S., Godfrey, M., Brewer, S., Budh-Raja, A., and Genovese, L. (2015). An Overview of the Beneficial Effects of Hydrolysed Collagen as a Nutraceutical on Skin Properties. Scientific Background and Clinical Studies. The Open Nutraceuticals Journal 8, 29–42.
- Wild, Thomas; Auböck, Josef (2007). Manual der Wundheilung. Chirurgisch-dermatologischer Leitfaden der modernen Wundbehandlung. Vienna: Springer-Verlag/Wien.
- Wu, Guoyao et al. (2009). Arginine Metabolism and Nutrition in Growth, Health and Disease. Amino acids 37 (1), 153–168.

➟ Zink

- Haase H, Mocchegiani E, Rink L. Correlation between zinc status and immune function in the elderly. Biogerontology. 2006 Oct-Dec; 7 (5–6): 421–8.
- Hemilä H. Zinc lozenges and the common cold: a meta-analysis comparing zinc acetate and zinc gluconate, and the role of zinc dosage. JRSM Open. 2017; 8 (5): 2054270417694291.
- King JC. Zinc: an essential but elusive nutrient. A J Clin Nutr. 2011; 94 (2): 679S–684S.
- Kocdor H, Ates H, Aydin S. Zinc supplementation induces apoptosis and enhances antitumor efficacy of docetaxel in non-small-cell lung cancer. Drug Des Devel Ther. 2015 Jul 27; 9: 3899–909.
- Lomagno KA, Hu F, Riddell LJ. Increasing iron and zinc in pre-menopausal women and its effects on mood and cognition: a systematic review. Nutrients. 2014 Nov 14; 6 (11): 5117–41
- Prasad AS. Impact of the discovery of human zinc deficiency on health. J Am Coll Nutr. 2009 Jun; 28 (3): 257–65.
- Schwartz JR, Marsh RG, Draelos ZD. Zinc and skin health: overview of physiology and pharmacology. Dermatol. Surg. 2005; 31: 837–47.
- Shenkin A. Micronutrients in health and disease. Postgrad Med J. 2006; 82 (971): 559–567.

Pejman Ziai
Gustav Huber

Sportverletzungen

Vermeiden – erkennen – behandeln

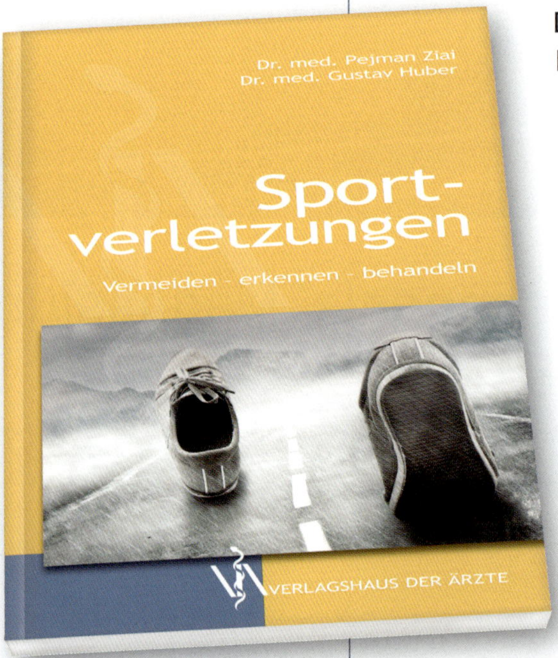

Dieses Buch erklärt die häufigsten Verletzungen im Sport, stellt ihre Behandlungs- und Rehabilitationsmöglichkeiten vor und zeigt darüber hinaus, welche Faktoren zur langfristigen Vermeidung von Sportverletzungen wichtig sind und wie die saisonale Vorbereitung auf eine sportliche Belastung aussehen soll.

Hintergrundinformationen über die wichtigsten anatomischen Srukturen ermöglichen ein verbessertes Verständnis für die eigenen körperlichen Ressourcen. Tipps aus sportkardiologischer Sicht dienen der langfristigen Verbesserung der Ausdauer, und Ernährungsempfehlungen stellen eine wichtige Voraussetzung für die lange und erfolgreiche Sportlerkarriere dar.

196 Seiten
Broschur
Format 16,5 x 22 cm
ISBN 978-3-99052-027-7
Preis: € 14,90

VERLAGSHAUS
DER ÄRZTE